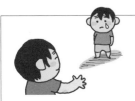
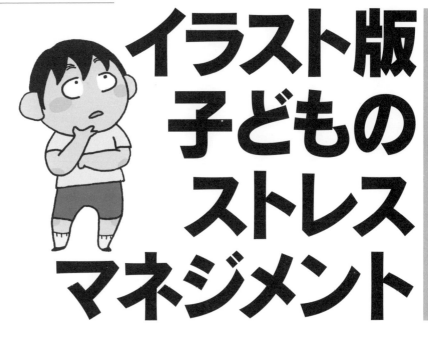

イラスト版 子どものストレスマネジメント

伊藤絵美[著]
[洗足ストレスコーピング・サポートオフィス所長]

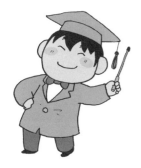

自分で自分を上手に助ける45の練習

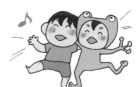

合同出版

この本を読むあなたへ

　みなさん、はじめまして。私はストレスに対するカウンセリングや研究をしています。

　この本をせっかく手にしてくれたみなさんに、どのように読んでもらいたいか、かんたんにアドバイスしたいと思います。

　みなさんは、ストレスってなんだと思いますか？「これってストレスだなあ」と感じることはありますか？

　この本はストレスと上手につきあうための45の方法を見開き2ページずつ紹介しました。左ページにその方法の説明をし、右ページにはワーク（練習課題）をのせました。1から45まで順番に取り組んでいくと効果的なので、なるべく1番はじめの「1：ストレスについて理解する」という項目からはじめてください。

　まずは左ページの解説を読みます。できれば声に出して読んでみましょう。声に出すほうが理解しやすくなります。お友だちやきょうだいといっしょに読むのもいいですね。もし先生や親などの大人といっしょに取り組むばあいは、大人の人に解説を読んでもらってもよいです。大人といっしょであれば、わからない言葉について質問することができますね。内容がイメージしやすいようにわかりやすいイラストを描いてもらいました。

　解説を読んだら、今度は右ページのワークをおこないます。じつはこの本でいちばん重要なのはワークです。ワークを実際にやってみることで、左側のページの解説の意味が、「なるほど！」ともっと理解しやすくなります。これらのワークにくり返し取り組むことで、またくり返し取り組めば取り組むほど、ストレスと上手につきあえるようになります。

　ストレスと上手につきあえるようになると、ストレスから「自分を助ける」ことがとても上手になります。この本ではそれを「自分助け」とよんでいます。くり返し取り組めば、「自分助け」のうでも上達します。サッカーのドリブルを練習したり、ピアノを習うのとおなじですね。

　みなさんがこの本のワークに、くり返し、楽しく取り組んで、自分助けの上手な人に成長していってくれることを私は心から願っています。

　　　　　　　　　　　　　伊藤絵美（洗足ストレスコーピング・サポートオフィス所長）

保護者・指導者のみなさまへ

　私は長年、カウンセラーとして、主に心に悩みをかかえる大人を相手に、毎日カウンセリングをおこなっています。いつも思うのが、「悩みがこんなにおおきくややこしくなってしまう前に、なんとかできればよかったのになあ」ということです。カウンセリングでは、ご本人に「自分で自分を助ける（自分助けの）」方法を学んでもらい、生活のなかで実践してもらう、ということをおこなっています。カウンセリングに来る人たちは「自分助け」があまり上手でなかったり、あるいはそもそも自分を助けるという発想がなかったりします。ですからカウンセリングを通じて、自分で自分を上手に助け、悩みのうずに巻き込まれないようになることを身につけてもらうのです。一度身につけさえすれば、だれもが「自分助け」が上手にできるようになり、元気でいきいきとした生活を楽しめるようになります。

　一方で私はいろいろな会社や学校に出向き、そこで働く大人たちを相手に、「自分助け」の講習会もおこなっています。講習会には、とっても元気な人、ちょっと疲れ気味な人、かなりストレスがたまっていてとてもつらそうな人などいろいろな人がいます。そういう人たちに講習会を通じて上手な「自分助け」のやり方を学んでもらうのです。そこでいつも思うのは、「カウンセリングを受けるほどにまで具合が悪くなる前に、自分助けが上手にできるようになってもらえると、元気な人はますます元気になるし、そうでない人もなんとか立ち直れるから、やはり予防はだいじだなあ」ということです。そして、「自分助けのやり方は、大人になる前に身につけておくと、もっといいのになあ」ということです。子どものうちに、だれもが上手に自分助けができれば、その後の長い人生で非常に役に立つはずです。

　今回、幸運なことに、子ども向けに上手な自分助けのやり方を紹介する本を書くという貴重な機会をいただきました。この自分助けのことを「ストレスマネジメント」と呼びます。本書は読み進めるだけで、そしてワークを試したり練習したりするだけで、ストレスマネジメントの力が自然につくように工夫されています。

　本書で紹介するストレスマネジメントの考え方や方法は、専門的には「認知行動療法」

と呼ばれる心理学的アプローチに基づいています。認知行動療法は、大人と子どものうつ病予防やストレスマネジメントのために非常に効果があることが、エビデンスとして科学的にも実証されています。それを子ども向けに、「認知行動療法」という言葉や関連する専門用語を一切使わずに紹介しました。

　できれば、子どもと本書に取り組む前に、みなさん自身が本書をお読みいただき、実際にワークに取り組んでいただきたいと思います。45のワークを実践し、身につけることで、実際に自分助けやストレスとのつき合い方が上手になること、すなわち認知行動療法の効果を頭と心と身体で実感していただきたいのです。そのうえで、一つひとつのワークに子どもたちが楽しく、生き生きと取り組めるように手助けしていただきたいと思います。

　認知行動療法のそれぞれのワークは継続することに意味があります。「心の筋トレ」のようなものです。筋トレでは、継続的なトレーニングがあってこそ効果が出るのと同様に、毎日、毎週、少しずつでもよいので、本書の内容を理解し、ワークを実際にやってみることを続けることで、次第に効果を感じられるようになります。

　一度にいくつものワークに取り組む必要はありません。認知行動療法には「スモールステップ（何事も少しずつ）」という原則があります。その原則にのっとって、少しワークに一緒に取り組んでみては、そのワークを子どもの生活のなかに定着させる、また次のワークに一緒に取り組んでみては、さらにそのワークを子どもの生活のなかに定着させる……ということをくり返してください。スモールステップで取り組む場合、本書を終えるのに1年以上かかってしまうかもしれませんが、まったく問題ありません。というより時間をかけて着実に取り組んでもらうほうがよいのです。そうやって取り組むなかで、大人のみなさんにとってもよいおさらいになるし、さらに自分助け＝ストレスマネジメントの力がつくことでしょう。

　本書が子どもたちの生きる力を育み、さらに大人のみなさんのストレスマネジメントのスキルを底上げすることを切に願っております。

伊藤絵美

もくじ

この本を読むあなたへ
保護者・指導者のみなさまへ

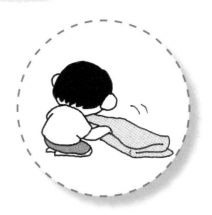

第1章　ストレスってなに？

1. 「ストレス」について理解する……8
2. ストレスとうまくつきあおう……10

第2章　ストレッサーに気づこう

3. 「ストレッサー」について理解する……12
4. ストレッサーにその場で気づく……14
5. ストレッサーを書き出す・人に伝える……16

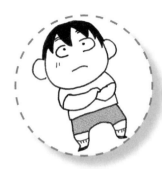

第3章　ストレス反応に気づこう

6. 「ストレス反応」について理解する……18
7. 頭のなかにあらわれるストレス反応に気づく……20
8. 気分や感情にあらわれるストレス反応に気づく……22
9. 身体にあらわれるストレス反応に気づく……24
10. 行動にあらわれるストレス反応に気づく……26
11. ストレス反応にその場で気づく……28
12. マインドフルネスを身につける……30
13. ストレス反応を書き出す・人に伝える……32

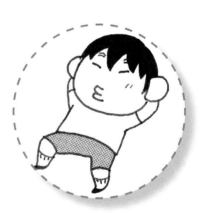

第4章　サポートしてくれる人や物を増やそう

14. 「サポート」の必要性について理解する……34
15. サポートしてくれる人を確認し増やしていく……36
16. サポートしてくれる人や物をイメージする……38

第5章　コーピングとは

17. 「コーピング」について理解する……40
18. いままでの取り組みもすべてコーピングであると理解する……42
19. いまの自分のコーピングを書き出して確認してみる……44

第6章　考えやイメージのコーピングを増やそう

20. 「考えやイメージのコーピング」について理解する……46

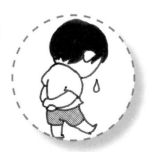

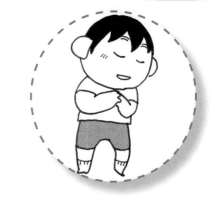

- ㉑ 頭のなかで自分をなぐさめる……48
- ㉒ 頭のなかで自分をはげます……50
- ㉓ 頭のなかで自分をほめる……52
- ㉔ 頭のなかですてきな思い出をイメージする……54
- ㉕ 頭のなかで楽しい計画を立てる……56
- ㉖ 頭のなかですきな人や風景をイメージする……58

第7章　行動や身体のコーピングを増やそう

- ㉗ 「行動や身体のコーピング」について理解する……60
- ㉘ ストレッサーやストレス反応を紙に書き出す……62
- ㉙ 問題を解決する……64
- ㉚ だれかに話をしたりサポートをもとめたりする……66
- ㉛ すきなことや楽しめることをする……68
- ㉜ 呼吸法を身につける……70
- ㉝ すきな食べ物や飲み物を味わう……72
- ㉞ ぬいぐるみをだきしめたり、ぬいぐるみとおしゃべりをする……74
- ㉟ ティッシュやいらない紙をちいさくちぎってみる……76
- ㊱ 絵を描く・ぬり絵をする・工作をする……78
- ㊲ いろんなもののにおいをかぐ……80
- ㊳ いろんなものをなでたりさすったりする……82
- ㊴ 毛布にくるまって安心する……84
- ㊵ すきな音楽を聞く・歌を歌う……86
- ㊶ 泣いたり笑ったりしてみる……88

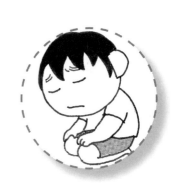

第8章　コーピングについて人と話してみよう

- ㊷ 自分のコーピングについてだれかに話してみる……90
- ㊸ ほかの人のコーピングについて話を聞いてみる……92

第9章　気づきとコーピングによってストレスと上手につきあおう

- ㊹ 「ストレスマネジメント」のおさらいをする……94
- ㊺ これからもストレスと上手につきあっていくことを自分自身に約束する……96

おわりにかえて
各トレーニングの課題とねらい
巻末付録

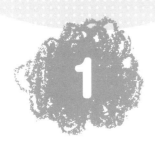
1 「ストレス」について理解する

　「ストレス」という言葉を聞いたことがありますか？　じつはストレスという言葉は、もっともひんぱんに使われるカタカナ英語の１つだといわれています。
　この本の目的は、ストレスについて理解を深めてもらい、生活のなかでストレスと上手につきあえるようになってもらうことです。
　<u>ストレスとは、生きていくなかでいろんなところから手渡されてしまった「荷物」のようなものです。</u>
　手渡された荷物が軽ければかんたんにそれを持ち運ぶことができますが、重たかったらこまりますね。一方、軽くてもつぎからつぎへと荷物を手渡されてしまったら、やはりこまってしまいますよね。あるいは、荷物を両手いっぱいに持っているのに、さらに荷物を手渡されたらたいへんなことになってしまいますよね。
　まずはストレスとは手渡された荷物のようなものなんだとイメージしてみます。

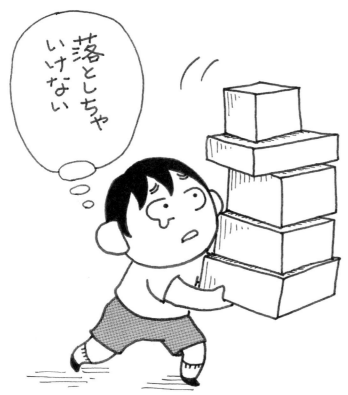

落としちゃいけない

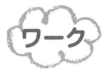

ストレスを手渡された荷物としてイメージする練習

練 習 し た 日
／　／　／　／　／

① 手ぶらで立っているときに、ちいさな荷物をポンと手渡されたら、どんな感じ？

② 片手におおきな手さげ袋を持っていて、その袋のなかにちいさな荷物をポンと入れられたら、どんな感じ？

③ 中身がぎゅうぎゅうにつまっているおおきなリュックを背負っているときに、両手におおきくて重い荷物をドサッと手渡されたら、どんな感じ？

④ 両手にたくさんの荷物をかかえていて、そこにとてもおおきな荷物をむりやりドサッと積まれてしまったら、どんな感じ？

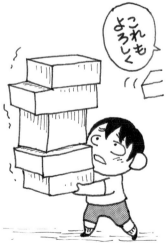

どうだった？
ストレスが「手渡された荷物」だとしても、状況によって感じ方はさまざまですね。

第1章 ストレスってなに？

2 ストレスと うまくつきあおう

　たとえば、手ぶらのときに軽くてちいさな荷物を持たされても、それほど苦痛は感じませんし、持ちつづけることができます。でも、とても持ちきれないようなおおきな荷物をいきなりドスン！　と持たされたり、すでに背中のリュックにたくさんの物がつまっているというのに、そこに重い荷物をドン！　と置かれたりしたら、ふつうすべての荷物を持ちつづけることはできませんね。

　たとえちいさくて軽い荷物であっても、それをつぎからつぎへと持たされたら、そのうちにその重みにたえられなくなるときが必ず来ます。

　ストレスもそれとまったくおなじです。ちいさなストレスであればだいじょうぶでも、あまりにおおきくなったストレスは持ちつづけることができません。あるいはちいさなストレスであっても、それが積み重なるとその重みにたえられなくなってしまいます。

　重要なのは、ちいさな荷物（＝ストレス）のうちに対応することです。おおきな荷物はちいさな荷物に分解して、持てる分の荷物しか持たないことです。そして持てない荷物については、断ったり、だれかに持ってもらったりする必要があります。

　ストレスと上手につきあうとはそういうものだと考えます。

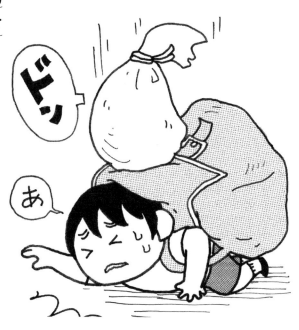

10

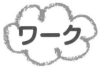

ワーク練習 荷物は軽くするとよいことをイメージする

練 習 し た 日
/ / / / /

場 面	あなたがイメージした方法
① 大小10個ぐらいの荷物を両うでにかかえ、その重みで苦しんでいるとき（まわりにはだれもいない）	
② 大小10個ぐらいの荷物を両うでにかかえ、その重みで苦しんでいるとき（そばに人がいる）	
③ もうこれ以上荷物を持てそうにないのに、だれかがべつの荷物を持たせようとするとき	
④ 「今日は疲れているから荷物は1個も持ちたくないなあ」と思っていたときに、だれかに「この荷物を持ってくれない？」とたのまれたとき	
⑤ ものすごく重たいリュックを背負って苦しみながら歩いていたら、偶然にもおおきな手さげのバッグが2つも手に入ったとき。そしてそのそばをだれかが通りすぎたとき	

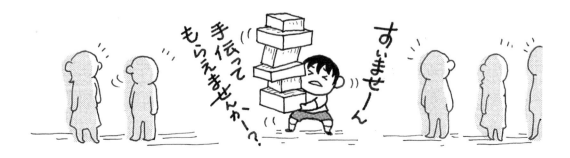

第1章 ストレスってなに？ 11

3 「ストレッサー」について理解する

ストレスは、「ストレッサー」と「ストレス反応」の2つに分けて考えます。

ストレスは「手渡された荷物」でした。そのたとえを使えば、ストレッサーとは、荷物そのものです。ひと口に荷物といっても、おおきな荷物、ちいさな荷物、重い荷物、軽い荷物、持ちやすい荷物、持ちづらい荷物……いろいろありますね。**つまりストレッサーは、私たちにふりかかってくるさまざまな刺激ということになります。**

生きていれば、私たちにはさまざまな刺激がふりかかってきます。たとえば、暑い、寒い、雨がふってきた、電気が消えた、宿題を出された、友だちにむしされた、だれかに話しかけられた、地しんがおきた、電車が止まった、信号が赤になった、お母さんに小言をいわれた、お父さんにしかられた、お腹がすいた、トイレに行きたい……などなどです。

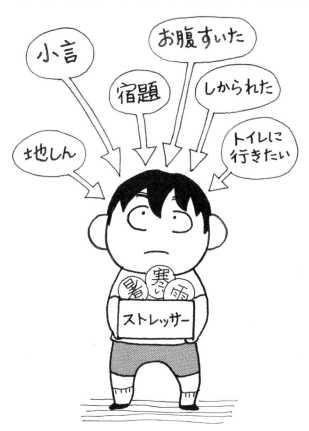

「なんでもストレッサー」なのかと思った人がいるかもしれませんが、ほんとうにそうなんです。朝おきてから夜寝るまでの間、じつにさまざまなストレッサーが私たちにふりかかってくるのです。

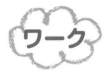 ## 自分に手渡される荷物をイメージする練習

練 習 し た 日				
/	/	/	/	/

① いろいろな「荷物」をイメージしてみよう。そしてそれを空らんに書き出してみよう。絵や写真で表現してもいいよ。

② 「荷物」というストレッサーは、あなたの都合に関係なく勝手にふりかかってきます。今日1日に、あなたにふりかかってきたストレッサーを3つ書き出してみよう。

❶
❷
❸

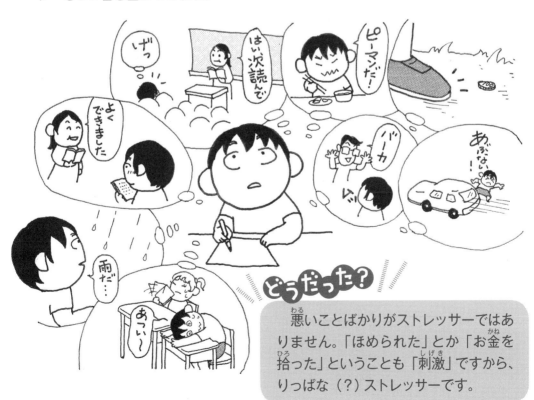

悪いことばかりがストレッサーではありません。「ほめられた」とか「お金を拾った」ということも「刺激」ですから、りっぱな（？）ストレッサーです。

第2章　ストレッサーに気づこう

4 ストレッサーにその場で気づく

　ストレッサーは、どちらかというと「いやな刺激」「負担となる刺激」であることがおおいのですが、たとえば「先生にほめられた」とか「お金を拾った」といった、うれしかったことやそれほどいやではないことも、おなじくストレッサーです。

　ようするに、生きていれば、ありとあらゆるストレッサーが私たちにはふりかかってくるのです。

　重要なのは、ストレッサーに「その場で気づく」ということです。あとから「あ、あれはストレッサーだったんだ！」と思い出すのではなく、いま、まさに目の前にあるストレッサーに気づくことがだいじなのです。その場で気づくことができれば、そのストレッサーに対処しやすくなるからです。

　荷物が重たすぎることにその場で気づければ、荷物を減らすとか、だれかに代わりに持ってもらうとか、そういう対処ができますね。ですから「いまの自分にはどんなストレッサーがあるかな？」と、つねに自分にたずねてみるようにしてみましょう。

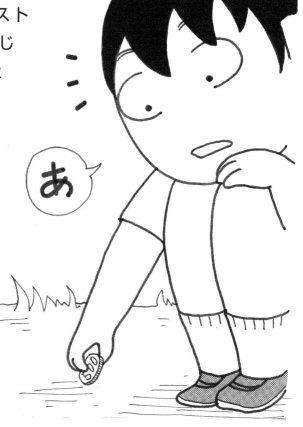

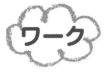

自分のストレッサーにその場で気づく練習

練	習	し	た	日
/	/	/	/	/

① 「いまの自分にはどんなストレッサーがあるかな？」と自分に問いかけてみましょう。思いついたことを空らんに書き出そう。

② ふだんの生活のなかでも、「いまの自分にはどんなストレッサーがあるかな？」とつねに自分にたずねてみるようにしよう。

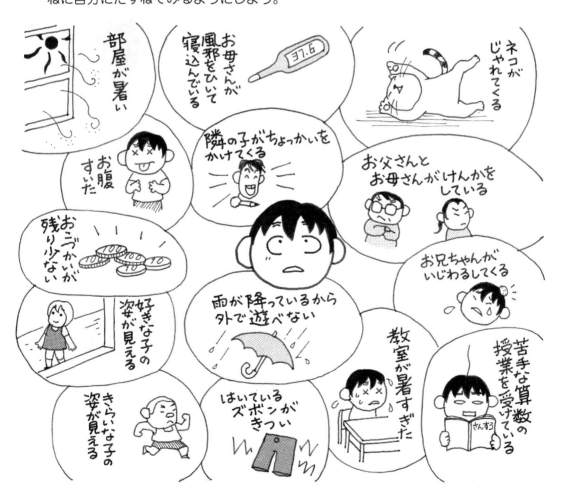

第2章 ストレッサーに気づこう

5 ストレッサーを書き出す・人に伝える

　ストレッサーにその場で気づいたら、それを紙に書き出したり、だれかに話したりすることができます。紙に書き出したり、声に出してだれかに伝えることを、心理学では「外在化」（外に出すこと）といいます。じつはストレッサーを外に出すだけで、ストレスという「荷物」が軽くなる効果があることが心理学のさまざまな研究からわかっています。

　まず重要なのはストレッサーにその場で気づくこと（気づくことができなければ、外に出すこともできませんね）。**そしてつぎに重要なのは、それを紙に書き出したり、声に出してだれかに話したりして、外に出すことです。**

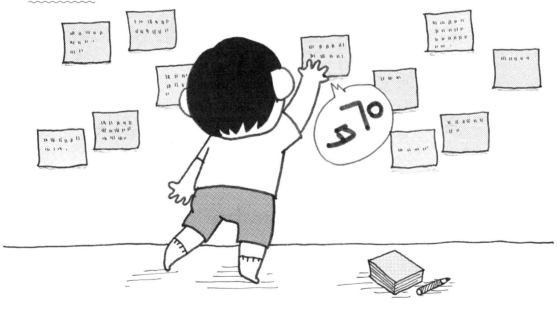

　生きていれば日々ストレッサーがふりかかってきます。ということは、外に出すネタは毎日いくつもあることになります。毎日すこしでもよいので時間をとって、その日のストレッサーを書き出したり、だれかにいまかかえているストレッサーについて話をしてみましょう。

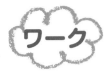 ## ストレッサーを書き出す・話す練習

練習した日				
/	/	/	/	/

① この1週間、自分にふりかかってきたストレッサーには、どんなものがありましたか？ あるいはいま、どんなストレッサーが自分にふりかかってきていますか？ 思いつくままに空らんに書き出してみよう。

---

② 書き出したストレッサーを、だれかに話そう。その際、「いま自分にはこういうストレッサーがあります」というところからはじめよう。話を聞く人は、「ふーん、そうなんだ」「へー、そうなんだね」という感じで、口をはさまずに、ただひたすら聞いてあげよう。

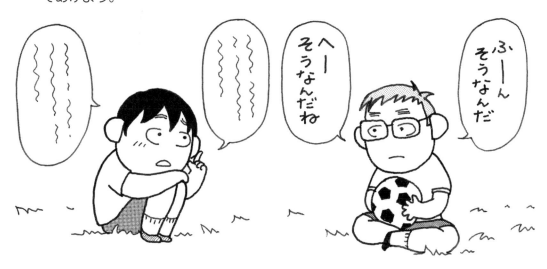

第2章 ストレッサーに気づこう

6 「ストレス反応」について理解する

　ストレスは、「ストレッサー」と「ストレス反応」の2つに分けて考えるとお話ししましたね（12ページをみてね）。ここでは「ストレス反応」の話をします。

　ストレス反応とは、荷物（ストレッサー）を手渡された人に生じるさまざまな反応と考えてください。荷物を手渡されてうれしかったのか、つらかったのか、「このぐらいの荷物ならいいや」と思うのか、「こんなに重い荷物は持てない」と思うのか、軽い荷物だったので身体は楽だったのか、重い荷物だったのでうでがつかれてしまったのか、荷物を持ててうれしくてスキップしたのか、荷物を持ったことで歩くテンポが遅くなったのか、うっかり荷物をとり落としてしまったのか、だれかに「これ持ってちょうだい」と押しつけたのか……などなど。手渡された荷物がさまざまであれば、手渡された人の反応もさまざまですよね。

　それと同様にさまざまなストレッサーに対してしめすさまざまな反応のことを「ストレス反応」とよびます。

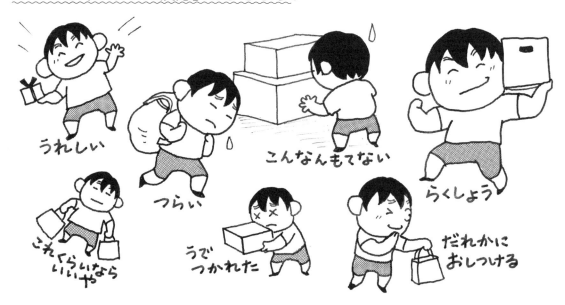

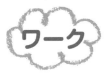

荷物を手渡された自分の反応をイメージする練習

練習した日				
/	/	/	/	/

場　面	あなたがイメージした反応
① かわいい（あるいはかっこいい）パッケージのすてきな荷物を「プレゼントだよ」といって手渡されたとき	
② 知らない人が「このカバン、5分間だけ持っててくれる？」といって、ちいさな荷物を手渡してきたとき	
③ 背中に背負ったリュックに、友だちが「ちょっとこれ預かってちょうだい」といって、軽い荷物を入れてきたとき	
④ 背中に背負ったリュックに、友だちが「ちょっとこれ預かってちょうだい」といって、10キロもする鉄のかたまりを入れてきたとき	
⑤ おそろしい顔をした見知らぬ大人に、「お前、これを持っておけ！」とおそろしい声でいわれ、おおきな荷物をいきなり手渡されたとき	
⑥ 空から天使がおりてきて、ちいさな箱を差し出して、「これ、君にあげる。でも大人になるまで中身をみてはいけないよ」といってきたとき	

第3章　ストレス反応に気づこう

7 頭のなかにあらわれるストレス反応に気づく

　ストレス反応はいろいろなところにあらわれます。それはおおまかにはつぎの4つに分類することができます。
① 「頭にあらわれるストレス反応」
② 「気分や感情にあらわれるストレス反応」
③ 「身体にあらわれるストレス反応」
④ 「行動にあらわれるストレス反応」
　私たちのすべて（ストレスにかぎらず）の反応はこの4つに分けて考えることができるのです。

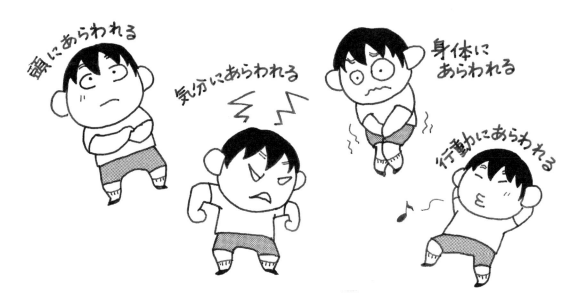

① 「頭にあらわれるストレス反応」
　ストレッサーがふりかかってくると、私たちの頭にはさまざまな考えが生じたり、さまざまなイメージがうかんだりします。
　それらの考えやイメージはうんと強いばあいもあれば、弱くかすかなばあいもあります。

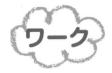 # ストレス反応を体験する練習 [頭のなか]

練 習 し た 日
／　／　／　／　／

① **(自分にふりかかったストレッサー)**
友だちが約束の時間に来なかったとき、どんなことを考えるか空らんに書き出してみよう。

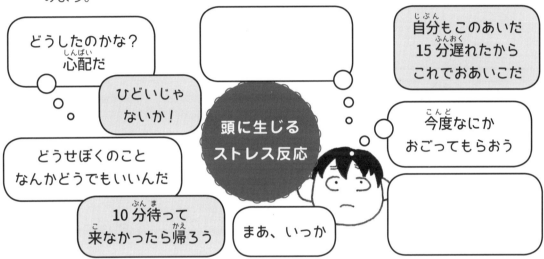

② **(自分にふりかかったストレッサー)**
宿題をわすれたとなりの席の子が、先生にひどくしかられているとき、どんなことを考えるか空らんに書き出してみよう。

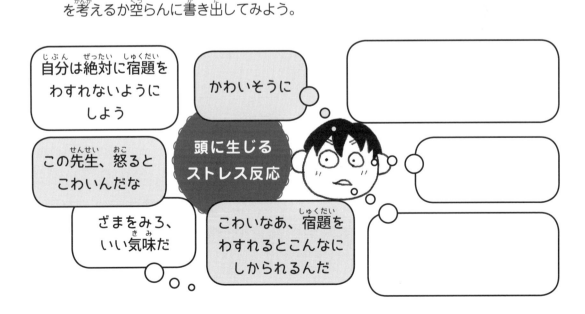

第3章　ストレス反応に気づこう

気分や感情にあらわれるストレス反応に気づく

②「気分や感情にあらわれるストレス反応」

「気分や感情」とは、頭ではなく心で感じるさまざまな「気持ち」のことです。私たちにはじつにいろいろな気分や感情があります。

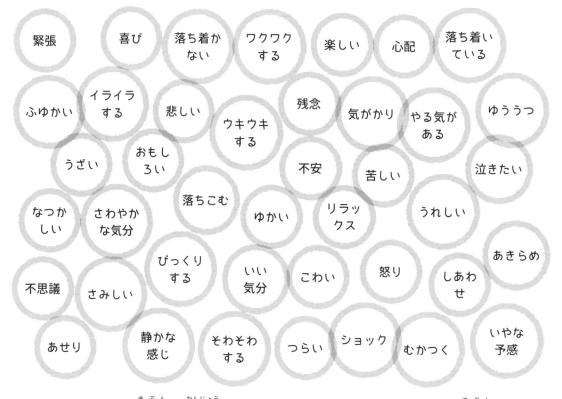

このように、気分や感情には、ポジティブなもの（よい気分やよい感情）もあれば、ネガティブなもの（いやな気分やいやな感情）もあり、あるいはどちらともいえないものもあります。
<u>私たちは日々さまざまな気分や感情を感じながら生活しているのです</u>。そして、ストレス反応として生じるのは、どちらかといえばいやな気分や感情のほうが多いでしょう。

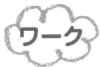

ストレス反応を体験する練習 [気分・感情編]

練 習 し た 日
/　/　/　/　/

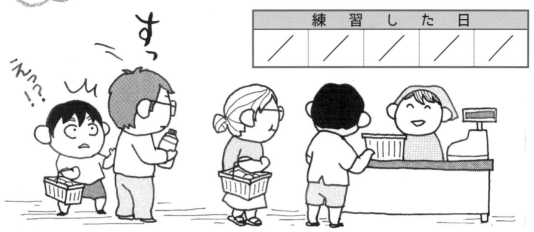

自分にふりかかったストレッサー	どんな気分や感情になるかな？
① レジの列に並んでいたら、割りこまれた	
② 朝おきたら、もうとっくに学校に行くべき時間をすぎていた（ようするに寝ぼう）	
③ 誕生日にずっとほしかったゲームをプレゼントされた	
④ 誕生日なのにプレゼントをもらえず、「おめでとう」ともいってもらえなかった	
⑤ 友だちに仲間はずれにされた	
⑥ 友だちがべつの友だちの悪口をいってきた。その悪口を聞かされた	
⑦ インフルエンザの予防接種（注射）をこれから受けないといけない	
⑧ お父さんとお母さんが自分のことについていいあっている。けんかになりそう	

第3章 ストレス反応に気づこう

9 身体にあらわれるストレス反応に気づく

③「身体にあらわれるストレス反応」

ストレッサーは私たちの身体にもさまざまな影響をおよぼします。ストレス反応にかぎりませんが、身体にもじつにさまざまな反応があらわれます。

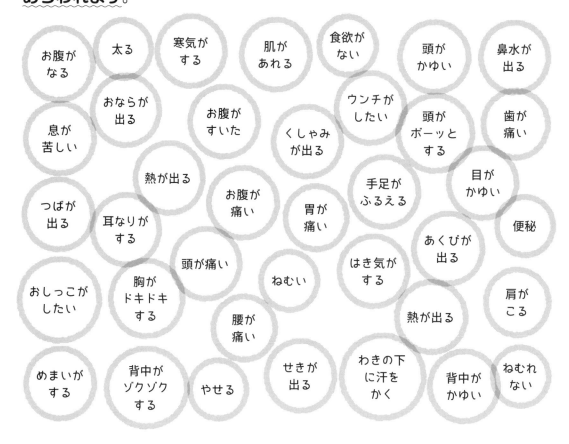

気分や感情とおなじく、ストレス反応としてあらわれる身体の反応は、どちらかというといやなもの、ネガティブなものが多いかもしれません。

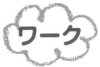 ストレス反応を体験する練習 [身体編]

練 習 し た 日
／　／　／　／　／

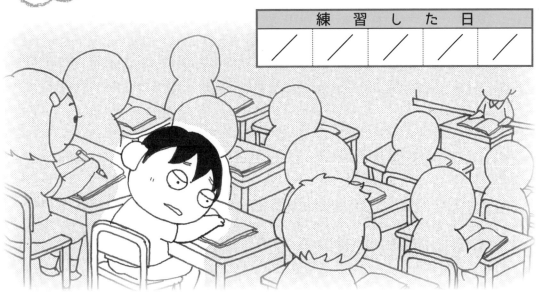

自分にふりかかったストレッサー	身体にどんな反応があるかな？
① 朝ごはんを食べそこねて学校に行き、午前11時がすぎた	
② 昨日、よくねむれず、寝不足のまま学校に行き、3時間目の授業がたいくつなとき	
③ うんと寒い日に、上着を着るのをわすれて、うっかり外出してしまった	
④ 家族に風邪をうつされてしまった	
⑤ 気温が30度をこえたなかで、直射日光をあびながら、おつかいに出かけなければならない	
⑥ うでを蚊にさされた	
⑦ 休み時間にトイレに行きそこね、授業中にもよおしてきた	

第3章 ストレス反応に気づこう

行動にあらわれるストレス反応に気づく

④「行動にあらわれるストレス反応」

行動とは、「外側からみてわかる、その人のふるまいや動作」のことです。私たちは日々、じつにさまざまな行動をとっています。

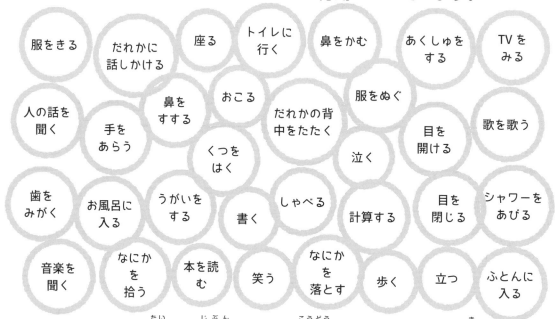

ストレッサーに対して自分がどんな行動をとっているか、気づくことが重要です。たとえば「友だちに話しかけたのに返事がなかった」というストレッサーに対して、「もう一度話しかける」という行動をとる人もいれば、「『むしするんじゃねーよ』とキレる」という行動をとる人もいるでしょう。あるいは「うつむいてその場を立ち去る」という行動をとる人もいれば、「『あいつムカつく』とだれかにグチる」という行動をとる人もいるでしょう。

おなじストレッサーに対して、どのようなストレス反応が行動にあらわれるかは、人によって、状況によってまちまちなのです。

ストレス反応を体験する練習 [行動編]

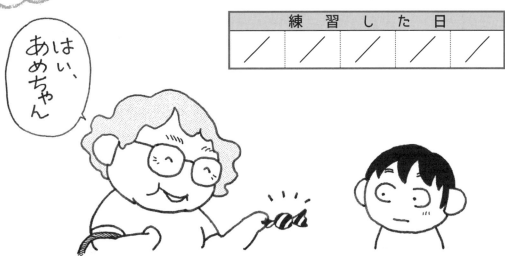

練	習	し	た	日
／	／	／	／	／

自分にふりかかったストレッサー	どんな行動をとるかな？
① 地しんがおきて、教室がぐらぐらしはじめたとき	
② トイレ（個室）に入って、用をたしたところ、トイレットペーパーがなかった！	
③ 知らない人に、「これどうぞ」とあめをもらったとき	
④ 友だちにだれかの悪口を聞かされたとき	
⑤ 友だちに「あいつのことむししようぜ！」といわれたとき	
⑥ 親に「もっとちゃんと勉強しないとおこづかいを減らすわよ」といわれたとき	
⑦ だいじなペットが死んじゃった！	
⑧ テストでありえない低い点数をとってしまったとき	

第3章 ストレス反応に気づこう

11 ストレス反応にその場で気づく

　①「頭にあらわれるストレス反応」②「気分や感情にあらわれるストレス反応」③「身体にあらわれるストレス反応」④「行動にあらわれるストレス反応」とはなにか、わかりましたか？　じつはこれらの４つはべつべつに生じるのではなく、同時に、あるいはつづけて生じるものです。

　たとえば「寝ぼうをしてしまった」というストレッサーに対し、①「やばい！　遅刻してしまう！　朝ごはんはぬきだ！」と考え、②「あせり」「あわてる」といった気分や感情が生じ、③「頭に血が上る」「ドキドキする」という身体の反応が生じ、④「急いで着がえて家を出る」という行動になるかもしれません。

　「悲しい知らせを聞いた」というストレッサーに対しては、①「そんな話は聞きたくなかった」と考え、②「悲しい」「つらい」という気分や感情が生じ、③「全身の力がぬける」「血の気が引く」という身体の反応が生じ、④「声を上げて泣く」という行動が生じるかもしれません。

　４つの要素がたがいに影響しあっているのです。

　このように自分のストレス反応が全体的にどのように出ているか、ということにその場で気づくことが、ストレスとうまくつきあうために役に立ちます。

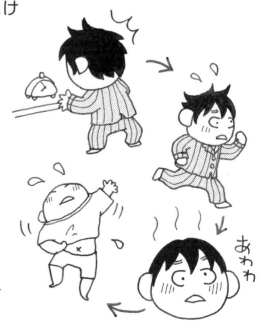

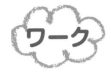 ## ストレス反応を体験する練習［全体編］

練 習 し た 日				
／	／	／	／	／

　下の図を参考に、①「頭のなかの考えやイメージ」②「気分や感情」③「身体の反応」④「行動」がたがいに影響しあっていることを意識しながら、つぎのストレッサーに対して、自分にどんなストレス反応（頭のなか、気分や感情、身体、行動）がおきそうか、全体的にイメージしてみよう。

① 道を歩いていたら、自分を追いこした車がはねた水たまりの水が勢いよく自分にかかった。

② 道を歩いていて見知らぬ人とすれちがったとき、その人が自分をみて、ちっ！ と舌打ちをした。

③ 楽しみにしていた遠足の日の朝。おきたら雨がざんざん降っていた。

④ 学校にわすれ物をして、みんなの前で先生に注意された。

⑤ 悪い点数をとってしまったテストの結果を親に「みせなさい」といわれた。

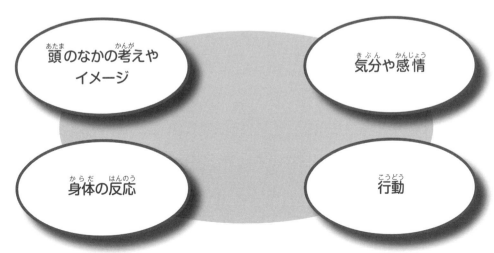

第3章 ストレス反応に気づこう

12 マインドフルネスを身につける

　ストレスとうまくつきあうためには、「マインドフルネス」という考え方や態度を身につけることがとても役立つことが、いま、世界的に知られ、注目されています。マインドフルネスは、日本語では「気づき」という言葉が一番近いでしょう。**自分に生じるさまざまな反応に対して、それが「いい」とか「悪い」とか評価せず、その反応を「ふーん」「そうなんだー」とただひたすらながめる、というのがマインドフルネスです。**

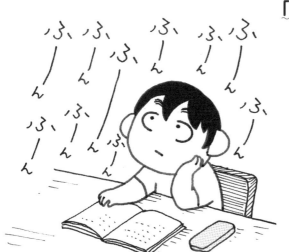

　つまり、自分に生じるさまざまなストレス反応に対して、それを「いい」とか「悪い」とか「すき」とか「きらい」とか「いやだ」とか「ダメだ」とかいっさい評価せず、ただひたすら「ふーん」と受け止めつづけるということになります。

　これは口でいうほどかんたんなことではありません。ストレスとは基本的にいやなことが多いので、いやなことに対していやな考えが出たり、いやな気分・感情がわいてきたり、身体にいやな反応が出たり、いやな行動をとってしまうのが人間というものです。

　それをあえて「いやだ」と評価せず、「ふーん、いま、私、悲しいんだ」「ふーん、ぼく、いま、怒っているんだ」「ふーん、いま、私、お腹がすいているんだ」……などといった形で受け止めるのがマインドフルネスなのです。

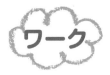

ストレス反応をただ受け止める練習

練 習 し た 日				
／	／	／	／	／

ストレス反応に気づいたらこんなふうに自分に問いかけてみよう。

① いま、どんな考えやイメージが頭にうかんでいるかな？
「いま、こんなこと思った。ふーん！」「いま、こんなイメージがうかんだ、ふーん！」とただひたすら受け止め、その考えやイメージをながめるようにしよう。

② いま、どんな気分かな？
「あ！　いま、私、イライラしている。ふーん！」「あれ？　いま、ぼく、落ちこんでいる。ふーん！」「ああ、だんだん怒りがわいてきた。ふーん！」とただひたすら受け止め、その気分や感情をながめるようにしよう。

③ いま、身体にどんな反応があるかな？
「ああ、のどがかわいたな。ふーん！」「だんだん胸がドキドキしてきた。ふーん！」「あ、おしっこに行きたくなってきた。ふーん！」とただひたすら受け止め、その身体の反応をながめてみるようにしよう。おしっこのばあいは、「ふーん！」とながめたあと、トイレに行こう。

④ いま、どんな行動をとっているかな？
「ああ、いま、私は歩いている。ふーん！」「あ、ぼく、いま、息を吸った。ふーん！」「いま、食べたものをちょうど飲みこんでいるところ。ふーん！」「自分はいま、お風呂に入るために服をぬいでいる。ふーん！」とただひたすら受け止め、その行動をながめるようにしよう。

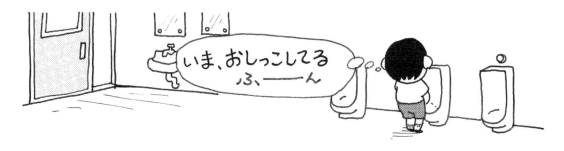

13 ストレス反応を書き出す・人に伝える

じつにさまざまなストレス反応がありますが、ストレッサーと同様に、「ストレス反応」も紙に書き出したり、声に出してだれかに伝えたりすることができます。これを「外在化（外に出すこと）」とよびました（16ページをみてね）。**ストレッサーやストレス反応を外に出すことで、荷物を下ろして軽くなるのとおなじく、私たちの身体や心が軽くなるのです。**

まず重要なのは、自分自身のストレス反応にその場で気づくこと、そしてつぎに重要なのは、それを紙に書き出したり、声に出してだれかに話して、外に出すことです。

生きていれば日々さまざまなストレッサーがあり、それに対するストレス反応もじつにさまざまなものがあります。ということは、外に出すネタは毎日いくつもあることになります。

毎日すこしでもよいので時間をとって、その日のストレス反応を書き出したり、もし話せる人がいればその人にいま生じているストレス反応を話してみましょう。

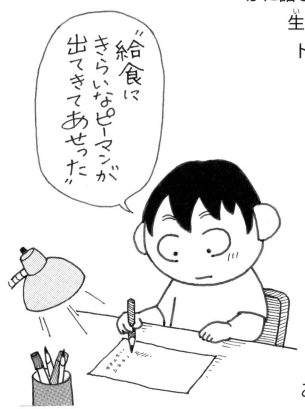

"給食にきらいなピーマンが出てきてあせった"

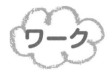 ## ストレス反応を書き出す・話す練習

練 習 し た 日
／　／　／　／　／

① この1週間、自分にふりかかってきたストレッサーにはどんなものがあったかな？ そのストレッサーに対して自分に生じたストレス反応にはどんなものがあったかな？ 思いつくままに空らんに書き出してみよう。

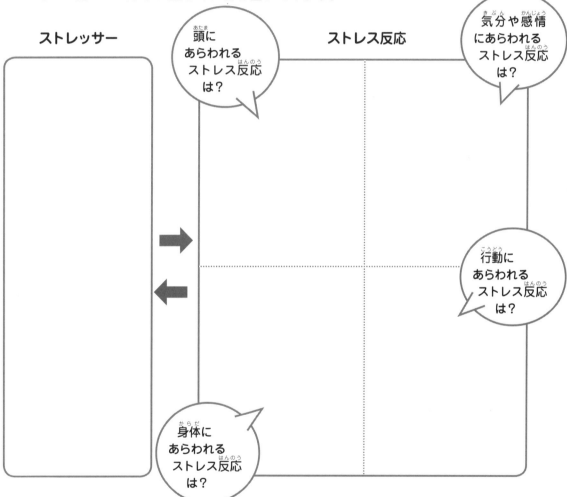

② 書き出したストレッサーやストレス反応について、だれかに話をしてみよう。その際、「いま自分にはこういうストレッサーがあります」というところからはじめよう。そしてそのストレッサーに対する自分の反応をくわしく相手に伝えてね。話を聞く側の人は、口をはさまずに、「ふーん、そうなんだ」「へー、そうなんだね」と、ただひたすら聞いてあげよう。

「サポート」の必要性について理解する

　「自分のストレスと上手につきあう」というのは、いいかえると、「自分で自分を上手に助ける」ということです。生きていれば、ストレス（ストレッサーとストレス反応）はつきものです。だからこそそれと上手につきあい、自分を上手に助けたいものですよね。

　ただし、ストレスと上手につきあうには、もう1つ重要なことがあります。**それは「だれかに話してみる」「だれかに相談する」「だれかに助けてもらう」といった、ほかのだれかの助けを借りるということです。**それを心理学では「サポート」といいます。

　私たちは1人で生きているのではありません。ほかのだれかと共に生きていく存在です。だからこそ「ストレスとつきあう」といっても、たった1人でがんばるのではなく、ほかのだれかの「サポート」を受けながら、ストレスとつきあっていけばいいのです。

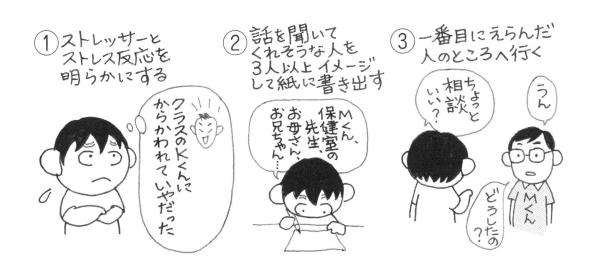

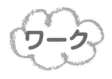 # サポートをもとめるコツをつかむ練習

練 習 し た 日
／ ／ ／ ／ ／

① 自分がなにこまっているのかをあきらかにする（ストレッサーとストレス反応をあきらかにする）。

② 自分の話を聞いてくれそうな人、自分にアドバイスをくれそうな人、自分の助けになってくれそうな人を、できれば3人以上イメージして、その人たちの名前を紙に書き出して、順番を決める。

③ 1番目に選んだ人のところに行って、「こまっていることがあるのですが、相談してもいいですか？」と声をかける。

④ 「いいですよ」といわれたら、①であきらかにしたこまりごとについて話をする。

⑤ 「だめですよ」といわれたら、めげずに2番目の人、3番目の人のところに行って、サポートをお願いする。

⑥ サポートをしてもらえたら、「助かりました。ありがとう」とお礼をいいつつ、「またこまったことがあったら、相談してもいいですか？」と聞いておく。

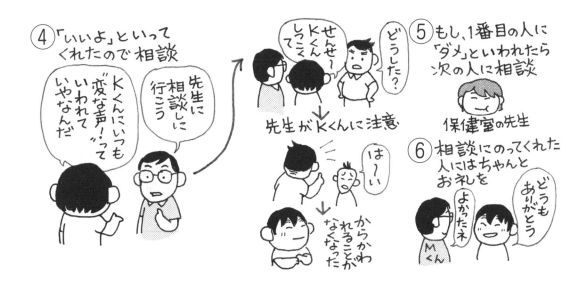

第4章 サポートしてくれる人や物を増やそう

15 サポートしてくれる人を確認し増やしていく

あなたのまわりには、いま、自分をサポートしてくれる人はだれがいますか？

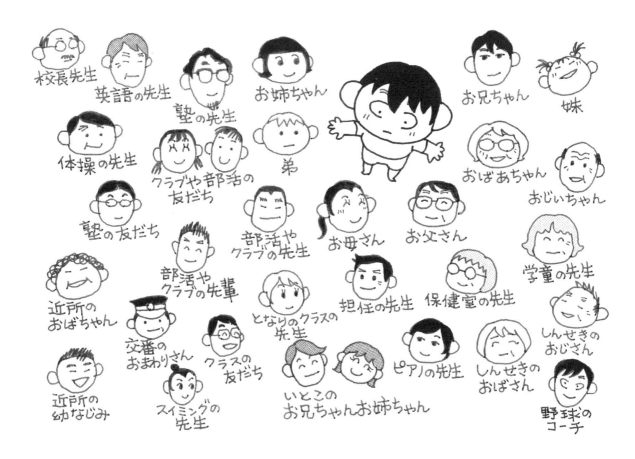

いま、自分をすこしでもサポートしてくれる人はだれか、確認してみましょう。 また過去に自分を助けてくれた人も確認してみましょう。さらに、いままでは気づかなかったけれども、よく考えたらこの人にサポートしてもらえるかも、今度こまったらこの人に相談してみよう、という人もイメージしておきましょう。

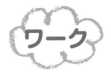 **自分をサポートしてくれる人リスト**

練	習	し	た	日
/	/	/	/	/

① いまの自分をすこしでもサポートしてくれる人はだれか、空らんに書き出してみよう。

② 過去に自分をすこしでも助けてくれた人はだれか、空らんに書き出してみよう。

③ ①②以外にも、自分のサポートになってくれそうな人はだれか、空らんに書き出してみよう。

どうだった？
こまったことがあれば 35 ページで練習したやり方でサポートをもとめよう。

第4章 サポートしてくれる人や物を増やそう

16 サポートしてくれる人や物をイメージする

　サポートしてくれる人は、家族やお友だちなど直接の知りあいである必要はありません。
　私たち人間には「だれかをイメージするだけで心が助けられる」「だれかをイメージするだけで気持ちがホッとする」「だれかをイメージするだけで勇気が出る」という能力がそなわっています。
　サポートしてくれる人はテレビや雑誌や映画に出てくる人でもいいですし、スポーツ選手や芸術家でもいいですし、まんがやゲームのキャラクターなど実在の人物でなくてもいいのです。歴史上の人物や、もうすでに亡くなってしまった家族や親せきなど、いま、この世にいない人でもいいのです。
　さらにいえば、人間だけでなく、動物や植物、ぬいぐるみやプラモデルなど、人ではないほかの生き物や物体でもいいのです。
　助けになる存在をイメージすること自体が、ストレスとうまくつきあうための原動力になるのです。

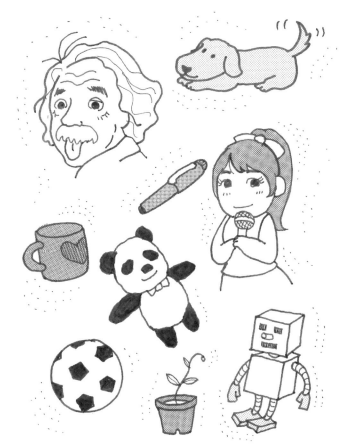

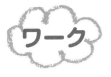

サポートしてくれる人や物をイメージする練習

練 習 し た 日
／　／　／　／　／

① 図に、イメージするだけであなたの助けになる人や物を書き出そう。

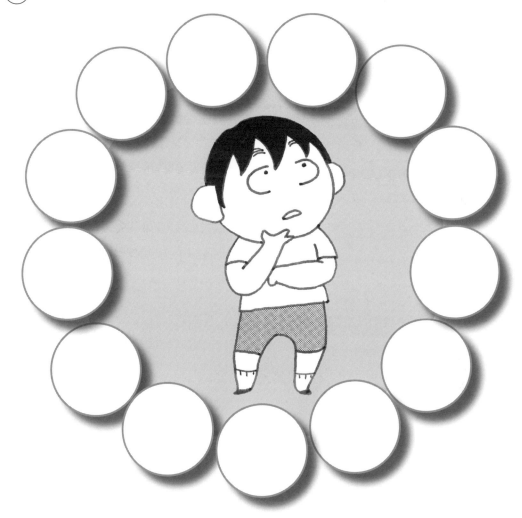

② 書き出したら目を閉じて、書き出した一人ひとり、1つひとつをじっくりとイメージして、イメージすること自体が自分自身のサポートになることを実感しよう。空らんが足りなければ、自由に追加しよう。

17 「コーピング」について理解する

　さてここでまた、新しい言葉が登場します。その名は「コーピング」。**コーピングとは「ストレスから自分を助けるときの助け方」のことをいいます**（正確には「ストレスコーピング」という言葉を使うのですが、ここでは略して「コーピング」という語を使います）。

　これまで、ストレスとは「手渡された荷物」のようなもので、人生につきものであること、ストレスは「ストレッサー」と「ストレス反応」に分かれ、それらにその場で気づくことが重要なこと、気づいたうえで、それらを書き出したり声に出してだれかに話したりすること（外在化）が役に立つこと、あるいはストレス反応を評価や判断をせずにただひたすら「ふーん！」とながめること（マインドフルネス）が役に立つことを紹介しました。

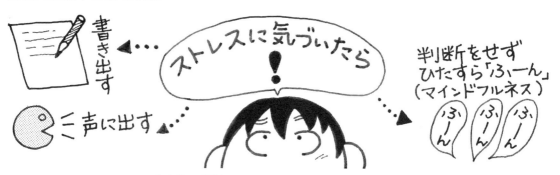

　さらにストレスは1人で対処するものではなく、だれかほかの人や物にサポートしてもらうこともとても重要であることを紹介しました。
　そのうえでこれから、さまざまなコーピング（自分助けのやり方）を具体的に紹介していきます。それらをたくさん身につければつけるほど、私たちはストレスとのつきあい方が上手になり、自分をさらに上手に助けられるようになります。まず「コーピング」という言葉の意味をおぼえてください。

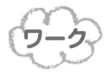 **コーピング＝自分助けを視覚化する練習**

練 習 し た 日				
／	／	／	／	／

① 「ストレスから自分を助けるための方法」のことを「コーピング」とよびます。コーピングは、コープ（cope）という英語からつくられた言葉で、「問題に対処する、切りぬける」という意味です。コーピング、コーピング、コーピング……どうでしょう？　そんなにむずかしい言葉じゃありませんね。

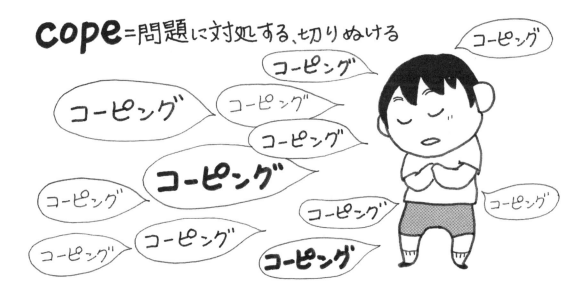

② 「自分を助けてくれるもう1人の自分」をイメージし、その子に名前をつけてみます。「コーピングマン」？　「お助けくん」？　「自分助ける子ちゃん」？　……なにがいいですか？　その子がさまざまなコーピングを学んで、あなたを助けてくれるのです。楽しみですね！

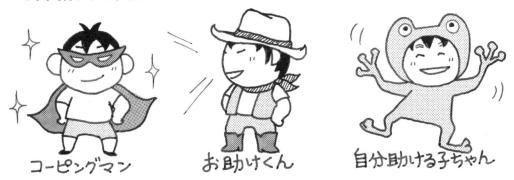

第5章　コーピングとは

いままでの取り組みも すべてコーピングである と理解する

「コーピング（自分助けのやり方）」という新しい言葉、どうですか？ もうおぼえられましたか？

これからさまざまなコーピングを紹介していきますが、じつはすでに紹介した

①ストレッサーやストレス反応にその場で気づく
②気づいたストレッサーやストレス反応を紙に書いたり声に出してだれかに話したりする（外在化）
③ストレス反応をただひたすら「ふーん！」とながめる（マインドフルネス）
④だれかにサポートをもとめる
⑤サポートしてくれる人や物をイメージする

も、それをやることで、私たちの心や身体が軽くなったり、楽になったりするわけですから、すべてりっぱなコーピングなのです。これらのコーピングをしっかりとおこなうだけでも、ストレスとのつきあい方がだいぶ上手になっているはずです。

さきに進む前に、これまでに学んだこと、取り組んだことを、しっかりとおさらいしておきましょう。今後もこれらをつづけながら、1つひとつのコーピングをさらに身につけていきましょう。

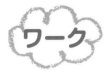 ⑤から⑯までを自分のコーピングにする練習

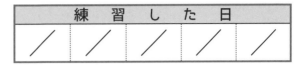

① 本書の①から⑯までをおさらいしましょう。これまでにとりくんださまざまなワークをもう一度じっくりとやってみよう。

② 今後も①から⑯については、ときどきおさらいしながら、日々の生活のなかでしっかりと実践していこう。

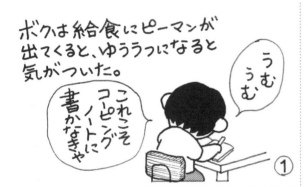

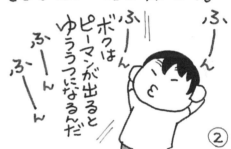

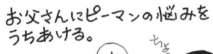

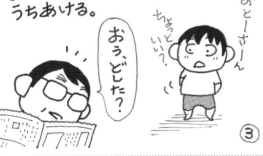

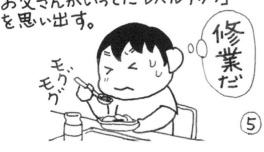

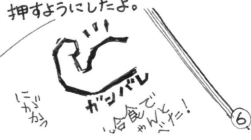

19 いまの自分のコーピングを書き出して確認してみる

　コーピングを紹介していくといいましたが、じつは、私たちはだれでも自分のコーピングをすでに持っており、日々、それらを使っています。**そこでまずは「いまの自分のコーピング」にはなにがあるか、それを確認しておきましょう。**だれでもその人なりの自分助けの方法がいろいろあるはずです。いままではそれが「コーピング」だと思っていなかったけれども、「えっ？　コーピングだったんだ！」ということがあるかもしれません。

　今後は、自分流のコーピングをよりはっきりと意識しながら（「これはコーピングなんだ！」「これを使って自分を助けるんだ！」というふうに）使うようにしてください。そうすると自分助けの効果がさらに高まります。

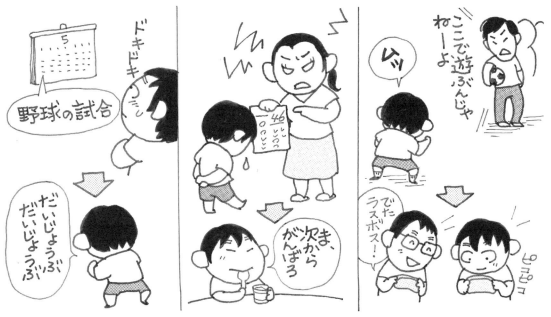

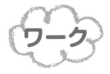 ## コーピングレシピを作る練習

練	習	し	た	日
／	／	／	／	／

① ふだん使っているコーピング（自分助けのやり方）をできるだけたくさんあげてみよう。「自分助け？ よくわからない」「ふだん使っているコーピング？ 思いつかない」という人は、むりにあげなくてもこの本の練習をつづけていればいろいろと増えてくるのでだいじょうぶです。

こんなストレッサーがあったとき	私のコーピング

② ふだん使っているコーピングを、これからは、よりはっきりと「これはコーピングなんだ！」と意識しながら使うようにしよう。

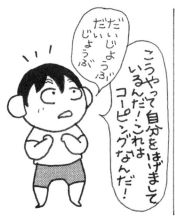
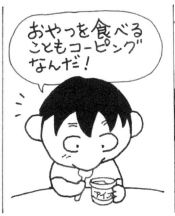
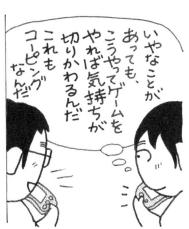

第5章 コーピングとは

20 「考えやイメージのコーピング」について理解する

　コーピングには、①「考えやイメージのコーピング」と②「行動や身体のコーピング」の２つの種類があります。
　この章では、①「考えやイメージのコーピング」を練習します。
　このコーピングは、すべて「頭のなかでおこなう自分助け」のことです。ストレス反応には４つの種類があって、①「頭のなかにあらわれるストレス反応」というのがあることを紹介しましたね（20ページをみてね）。たとえば、友だちにいじわるをされたら「なんてひどいことをいうんだろう！」「やめて、そんなことをいわないで！」という考えが頭をよぎったり、その友だちにしかえしをするイメージが出てきたりするかもしれません。ストレッサーに対して、私たちの頭のなかにさまざまな考えやイメージがよぎる、それが「頭のなかにあらわれるストレス反応」です。

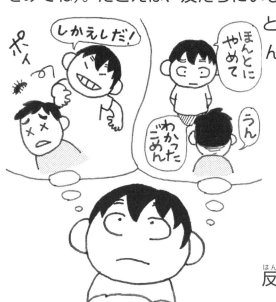

　このように、頭のなかの考えやイメージは、ストレス反応として自動的に出てくるばあいもあるけれども、私たちはそれを自分で作り出すことができます。考えやイメージをいじったり工夫したりすることもできます。それを「考えやイメージのコーピング」とよぶことにしましょう。

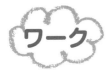
頭のなかでコーピングができるのを体験する練習

練 習 し た 日				
/	/	/	/	/

① 目を閉じて自分のすきな人の顔を頭のなかでイメージしてみよう。

② 友だちが落ちこんでいます。その子にどんな言葉をかけてあげるとよいか、考えてみよう。

③ 今日の夕ご飯に食べたいものを頭のなかでイメージしてみよう。

④ 自分のすきなところはどんなところかな？　考えてみよう。

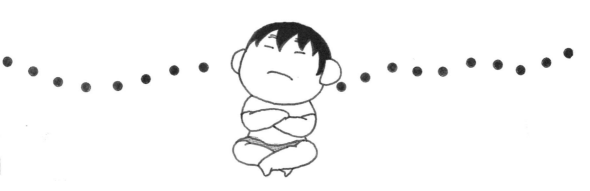

　4つのワークをかんたんにできた人もいれば、すこしむずかしかったという人もいるかもね。むずかしかったという人も、これから練習をするので心配はいらないよ。頭のなかの考えやイメージはストレス反応として自動的に出てくることもあるけど、自分助けのコーピングにもできるってことだよ。
　ここで大切なのは、頭のなかの考えやイメージは、ストレス反応として自動的に出てくるばあいもあるけれども、自分助けのコーピングにもできるってことだよ。

第6章　考えやイメージのコーピングを増やそう

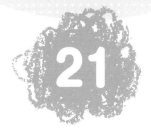

21 頭のなかで自分をなぐさめる

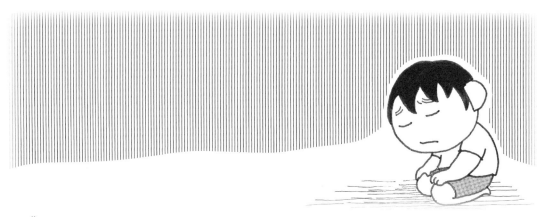

　落ちこむことってありますよね。
　たとえば、なにか失敗をしてしまった。がんばったけれどもうまくいかなかった。お父さんやお母さんにひどくしかられた。担任の先生にみんなの前で注意された。友だちにいじわるをされた。仲間に入れてもらえなかった。だいじに飼っていたペットが死んでしまった。ゲームがどうしてもうまくできない。プラモデルがこわれてしまった……などなど。ときにはとくに理由がなくても、なんだか気持ちが落ちこんでしまう、ということもあるでしょう。「落ちこむ」というのは人間の自然な感情なのです。
　しかし落ちこんでばかりいると、いつまでも気分はゆううつなまま。そしてゆううつな考えばかりが頭をよぎることになります。
　そこで「頭のなかで自分をなぐさめる」という「考えやイメージのコーピング」を使います。**頭のなかに「落ちこんでいる子＝自分」の姿を想像し、その子に対して心をこめて、できるだけやさしくなぐさめてみましょう。**その「落ちこんでいる子＝自分」はどんなふうになぐさめてもらいたがっているでしょうか？　その子に聞きながら、なぐさめの言葉を考えてみます。

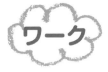 **落ちこんだ自分をなぐさめる練習**

練 習 し た 日				
/	/	/	/	/

① 最近、自分がひどく落ちこんだときのことを思い出してみよう。いま、まさに落ちこんでいる最中であれば、その落ちこみについて考えてみよう。

② 頭のなかで「落ちこんでいる子＝自分」をイメージしてみよう。その子の落ちこみはどんな感じか、はっきりとイメージし、その子の落ちこみをしっかりと感じとろう。

③ もう1人のあなたが、落ちこんでいる子に声をかけるところをイメージしよう。「落ちこんでいるんだね。それはつらいね」。その後、その子に対して、心をこめて、やさしくなぐさめよう。どんな言葉をかけてなぐさめたかな？　それを書き出そう。

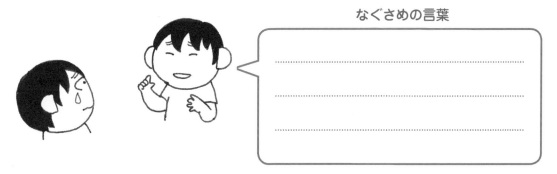
なぐさめの言葉

④ なぐさめの言葉がなかなかみつからないときは、「落ちこんでいる子＝自分」に聞いてみよう。「どうやってなぐさめてほしい？」「どんななぐさめの言葉がほしい？」。どうなぐさめたらよいか、「落ちこんでいる子＝自分」に教えてもらい、その通りになぐさめてあげよう。そのなぐさめの言葉を書き出そう。

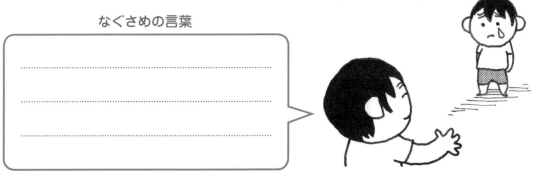
なぐさめの言葉

⑤ 今後、落ちこむようなことがあれば、その落ちこみにその場で気づき、このワークをやってみよう。

22 頭のなかで自分をはげます

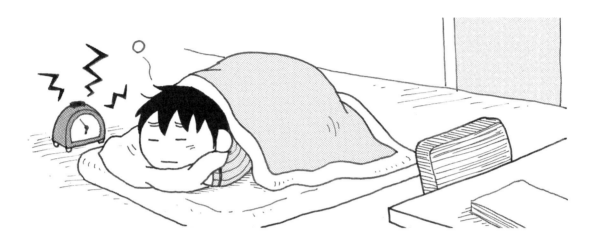

　なにかにがっかりして気持ちがくじけてしまったり、がんばらないといけないとわかっているのになかなかがんばれなかったり、なかなかやる気が出なかったりするときってありますよね。

　たとえば、朝ふとんから出るのがいやでグズグズしてしまったり、親からたのまれた家の手伝いに気がのらなかったり、テストの点数が悪くて勉強する気持ちがくじけてしまったり、すきな子に告白したいのになかなかその勇気が出なかったり……などということが、生きていればだれにだってときどきあると思います。

　そういうときに役に立つのは「頭のなかで自分をはげます」という「考えやイメージのコーピング」です。**はげますといっても、ひたすら「がんばれ！」といっておしりをたたいてガンガンにはげますといった過激なものではなく、自分のなかにいる「がっかりしている子」「なかなかやる気になれない子」「いまひとつ勇気を出せない子」にがんばる力をやさしく手渡すイメージです。**自分のなかのそんな子に声をかけ、「どんなふうにはげましてもらいたいのか？」を聞いてもいいでしょう。

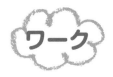 元気のない自分をはげます練習

| 練 習 し た 日 |
| / | / | / | / | / |

① 最近、自分がひどくがっかりしたり、やる気が出なかったり、勇気を出せなかったりしたときのことを思い出してみよう。いま、まさにそのような状態であれば、いまの自分の状態ついて考えてみよう。

② 「がっかりしている子＝自分」「なかなかやる気になれない子＝自分」「いまひとつ勇気を出せない子＝自分」をイメージしてみよう。その子の気持ちはどんな感じか、はっきりとイメージして、その気持ちをしっかりと感じとろう。

③ もう1人のあなたが、その子に声をかけるところをイメージしよう。「がっかりしちゃったんだね。それはつらいね」「なかなかやる気(勇気)が出ないんだね。こまっちゃったね」。その後、その子に対して、心をこめて、やさしくはげまそう。どんな言葉をかけたかな？　それを書き出そう。

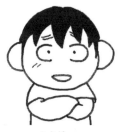
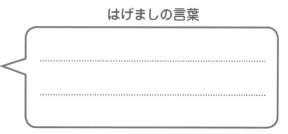

はげましの言葉

④ はげましの言葉がなかなかみつからないときは、「がっかりしている子＝自分」「なかなかやる気になれない子＝自分」「いまひとつ勇気を出せない子＝自分」に聞いてみよう。「どうやってはげましてほしい？」「どんなはげましの言葉がほしい？」など、どうはげましたらよいか教えてもらい、その通りにはげましてあげよう。そのはげましの言葉を書き出そう。

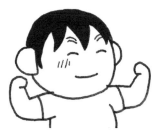
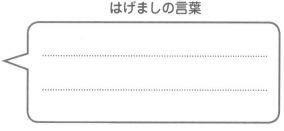

はげましの言葉

⑤ 今後、がっかりしたり、やる気が出なかったり、勇気を持てなかったりするようなことがあれば、その気持ちにその場で気づき、このワークをやってみよう。

23 頭のなかで自分をほめる

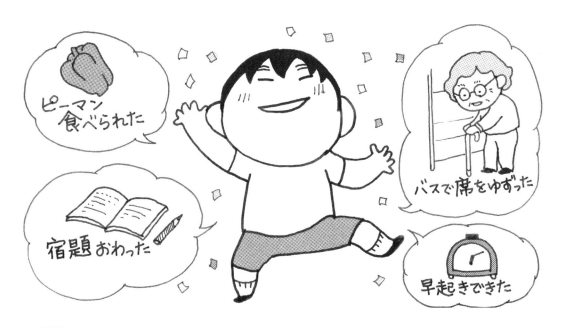

　「考えやイメージのコーピング」は、なにかをがんばることができたとき、だれかの役に立てたとき、なにかを達成することができたとき、だれかに相談することができたときなど、「自分になにかができたとき」に「自分をほめる」ときにも使えます。

　人間は基本的にほめられて成長する存在です。ほめられることによってうれしくなって「よし！　がんばって生きていこう」と力がわいてくるのです。

　家庭や学校でだれかにほめられることがたくさんあれば、わざわざ「自分をほめる」ということをしないでも、うんと力がわいてくるかもしれませんが、まわりにいるのが人をほめるのが苦手な大人ばかりだと、ほめてもらう機会がうんと少なくなってしまいますね。だからこそ、「自分で自分をほめる」というコーピングを習慣にして、自分で自分に生きる力を与えてあげてほしいのです。

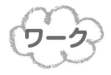
自分で自分をほめる練習

練習した日				
／	／	／	／	／

① 「自分で自分をほめる」というのはなかなかむずかしいので、自分をほめてくれる架空のキャラクターをイメージしよう。そしてそのキャラクターに名前もつけてね。

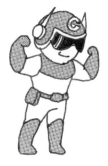
ほめほめマン

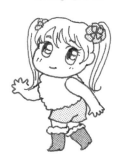
ほめ子ちゃん

ほめてもらうことの例

朝おきられた／寝ぼうしたけれども、がんばって学校に行った／ご飯を残さず食べられた／授業中にねむらなかった／友だちにあいさつができた／親の説教を聞くことができた／親の説教に口答えができた／体育の時間にがんばれた／元気いっぱいの1日だった／体調が悪いことを親に伝えることができた／体調が悪いことに気づいて保健室に行くことができた／ろう下を走らなかった

② そのキャラクター（「ほめほめマン」「ほめ子ちゃん」）に、自分のなにをほめてもらうか、考えよう。ほめてもらうことは、なんでもかまわないよ。

③ ほめてくれるキャラクターに盛大にほめてもらうシーンをイメージしよう。

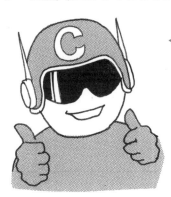

ご飯を残さず食べられたんだね。それはすごいぞ。がんばったね！

朝、時間通りにおきられたんだね！ すごいぞ！

え！ 寝ぼうしたのに、急いでしたくをして学校に行ったんだ！ それはえらかったね！

④ 「ほめてもらえることが1つもみつからなかった」という人がいたら……。もしできたら、身近な人に「ほめほめポイント」をみつけてもらおう。でもそれができなくても、がっかりしないで。じつは人間は生きているだけでえらいんです。生きているだけでほめてもらう価値があるのです。だからやはり「ほめほめマン」「ほめ子ちゃん」に登場してもらい、「生きているだけでえらいんだよ。よくやっているね！」「今日もよく1日がんばって生きたね！ えらかったねえ」とほめてもらおう。

第6章　考えやイメージのコーピングを増やそう

24 頭のなかですてきな思い出をイメージする

　私たちの頭はけっこう優秀で、これまでに体験した過去のできごとをしまっておくことができます。それを「記憶」「思い出」とよびます。記憶や思い出には、よいものと悪いものがあります。傷ついた体験やだれかにいやなことをされた体験は、「いやな記憶」「悪い思い出」となって私たちの頭に残ってしまいます。一方でうれしかった体験やだれかにやさしくされたり助けてもらったりした体験は、「よい記憶」「すてきな思い出」となって私たちの頭のなかに残ってくれています。

　ところがストレスを体験すると、いやな記憶や悪い思い出がストレス反応として私たちの頭のなかにひとりでに生じやすくなってしまいます。そうなると、それに対してさらにいやな考えやつらい感情が生じてきてしまい、どんどん苦しくなってしまいます。そのときはそういう自分に早めに気づき、マインドフルネス（30ページだよ）をためしたり、さまざまなコーピングをためしたりしましょう。

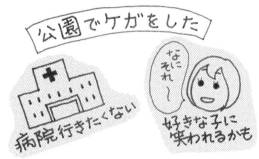

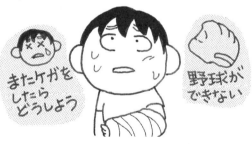

　私たちはだれでもその人なりの「よい記憶」「すてきな思い出」を持っています。それを頭のなかからひっぱり出してくることが「考えやイメージのコーピング」になります。せっかくのすてきな思い出は「頭のなかですてきな思い出をイメージする」というコーピングとして活用しましょう。

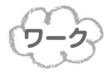 ポジティブな記憶を思い出す練習

練	習	し	た	日
/	/	/	/	/

① これまでの体験をふり返って、「よい記憶」「すてきな思い出」を頭のなかからひっぱり出そう。どんなささいな思い出でもかまいません。それは何年も前のことでも、昨日のことでも、1時間前のことでもかまいません。それらの思い出をできるかぎりたくさん書き出してみよう。

> 例　うんとちいさかったときにみんなで行った家族旅行が楽しかった／おじいちゃんの家に行くといつもかわいがってもらえた／去年の運動会で1等賞をとった／昨日お母さんがいつになくやさしかった／クリスマスにほしかったゲームをサンタさんからもらえた／昨日友だちとやったゲームがおもしろかった／担任の先生にほめられた／お姉ちゃんと家でこっそりいたずらをしたのが楽しかった／今日の給食で食べたカレーライスがおいしかった／おこづかいで食べたアイスがおいしかった／動物園でみたキリンがとてもかっこよかった

② 目を閉じて、書き出した「よい記憶」「すてきな思い出」を1つ選んで、頭のなかではっきりとイメージしてみよう。まるでタイムマシーンでそのときにもどったかのように、その思い出のシーンにもどろう。どんな考えが頭をよぎりますか？　どんな気持ちになりますか？

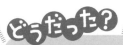

> このワークはいつでもどこでもできるよ。できれば1日に1度は目を閉じてこのワークをやってみよう。すると、ふだんから「いやな記憶」「悪い思い出」よりも「よい記憶」「すてきな思い出」のほうが頭に出やすくなってくるよ。

25 頭のなかで楽しい計画を立てる

　つぎは未来の計画を使ったコーピングを体験してみましょう。
　私たち人間はほかの生き物と同様にもちろん「現在」を生きているのですが、私たちの脳は「過去」や「未来」について考えたりイメージするといった、なかなかよくできた能力を持っています。
　とはいえ、「家に帰ったらお母さんにしかられる。どうしよう！」とか、「明日の給食はきらいなメニューだからいやだなあ」とか、「夏休みにおばあちゃんの家に行くのはいやだなあ。遠いし、いじわるないとこがいるから」とか、「将来、中学生になりたくないなあ」とか、未来のことを考えていやな気持ちになることもよくあります。記憶とおなじで、未来も「いいイメージが持てる未来のこと」と「いやな気持ちになってしまう未来のこと」に分かれるのです。
　だから、どうせ未来のことを考えるのであれば、いいイメージをあえて持ちましょう。それは「将来こうなりたい！」という遠い未来についての計画でもいいですし、近い将来に実際にできそうな楽しい計画でもかまいません。実現できるかどうかなんてことは気にせず、いろんな計画をイメージしてみましょう。

　バナナとりんごのかけあわせに成功！バナップルだ！

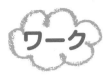 ## ポジティブな計画をイメージする練習

練 習 し た 日
／　／　／　／　／

① 【遠い将来の計画】
遠い将来（10年後や20年後、あるいは50年後）に、自分がどうなっていたいか、どういう大人になっていたいか、どんな生活を送っていたいか、どんなことを勉強したいか、どんな仕事につきたいか、どんなところに行ってみたいか、あれこれとイメージしてみよう。実現可能かどうかといったことはいっさい気にせず、想像力を働かせてね。

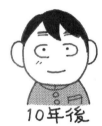 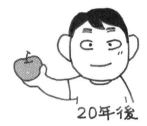 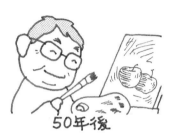

② 【近い将来の計画】
1年後になにをしたいか、夏休みや冬休みが来たらなにをしたいか、来学期になにをしたいか、来月になにをしたいか、週末が来たらなにをしたいか、放課後になにをしたいか、5分後になにをしたいか、いまからなにをしたいか……について、できるだけ楽しい計画を具体的に立てよう。「これをやったら楽しいだろうな」と思いながらその計画が実現したときのことをはっきりとイメージしてね。

なにがしたい？

1年後	
来学期	
来　月	
週　末	
放課後	
5分後	
い　ま	

どうだった？

このワークはいつでもどこでもできるよ。できれば1日に1度は目を閉じてこのワークをやってみよう。すると、ふだんから将来についての楽しい計画が頭のなかにうかぶようになるよ。

26 頭のなかですきな人や風景をイメージする

　人間には想像力がそなわっています。想像力のおかげで、目の前にその人がいなくても、あるいは目のまえにそれがなくても、あたかもその人がいるかのように、あたかもそれがあるかのように、はっきりとものごとを想像したりイメージしたりすることができます。

　それは大変すばらしい力ではあるのですが、想像力があるからこそ、きらいな人、こわい人、いやな風景、みたくもない風景を、私たちはひとりでに想像して、かえっていやな気持ちや不安な気持ちになってしまうことがあります。そのばあいは、そうなってしまっていることにその場で気づき、マインドフルネスをためしたり、さまざまなコーピングをためしたりしましょう。

　一方で、私たちは想像力を使って、すきな人や風景のイメージを頭のなかではっきりと思い描くことができます。すきな人や風景をイメージすると、心があたたかくなったり、気持ちがホッとしたり、緊張がとれて身体がすこし楽になったりします。これも「考えやイメージのコーピング」になります。「**目の前になにもなくてもはっきりと想像することができる**」という、せっかく人間に与えられた能力をフルに活かして、コーピングをしてみましょう。

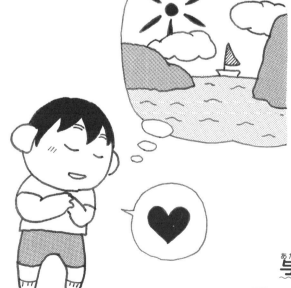

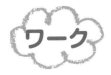 **頭のなかをよいイメージにする練習**

練 習 し た 日
／　／　／　／　／

① あなたのすきな人はだれ？　書き出してみよう。

> 直接の知りあいでなくてもかまいません。テレビに出ている人でも、マンガやゲームのキャラクターでもいいよ。

ヒント　その人のことを思うだけでも心がホッとする人：自分にやさしくしてくれる人：自分を助けてくれる人：あこがれの人：いっしょにいると楽しい人：いっしょにいるとリラックスできる人

② あなたのすきな風景はどんなもの？　書き出してみよう。

> ほんとうの風景でも、そうでないイメージの世界の風景でもかまいません。

ヒント　いつも目にするなじみの風景：旅行先でみたうつくしい風景：夜空にたくさん星がきらめいている風景：雨上がりにおおきな虹が出ているところ：テレビでみた宇宙の風景：テレビでみた近未来の風景

③ 目を閉じます。
①や②で書き出したすきな人や風景を、あたかも目の前にその人がいたりその風景があるかのように、はっきりとイメージしてみよう。どんな気持ちになるかな？　身体はどうなるかな？

どうだった？
このワークはいつでもどこでもできるよ。できれば1日に1度は目を閉じてこのワークをやってみよう。すると、ふだんから自分のすきな人や風景がイメージとして頭のなかにうかぶようになるよ。

第6章　考えやイメージのコーピングを増やそう

27 「行動や身体のコーピング」について理解する

　ストレスコーピングには、①「考えやイメージのコーピング」と②「行動や身体のコーピング」の2つの種類があると紹介しましたね（46ページだよ）。ここからは、②「行動や身体のコーピング」の練習です。

　ストレスというとよく「心の問題」とみなされます。自分の「心」がストレスを感じるという意味でたしかにそれはそうなのですが、「心」という言葉はあまりにもはば広く、あまりはっきりしません。心は目でみることもできませんし、手でふれることもできません。具体的にあつかいようがないのです。

　ですから、コーピングでは、心という言葉はあえて使わず、「頭のなかの考えやイメージを使うもの」と「行動や身体を使うもの」に分けて具体的に考えることにしています。

　「行動や身体のコーピング」は、考えやイメージとはちがい「目にみえるもの」を使います。

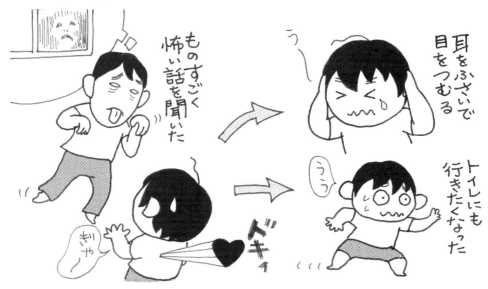

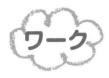

行動や身体を使ったコーピングを体験する練習

練 習 し た 日
／　／　／　／　／

① 行動ってなんだっけ？

ストレス反応にも「行動にあらわれるストレス反応」というのがあったよね。
⑩であげた行動の例やワークで体験した行動を読み返して、「行動ってなんだっけ？」ということについて、おさらいをしておこう。

行　動　の　例	
・服をきる	・服をぬぐ
・しゃべる	・書く
・だれかに話しかける	・なにかを落とす
・なにかを拾う	・目を閉じる
・歩く	・目を開ける
・立つ	・ふとんに入る
・だれかの背中をたたく	・シャワーをあびる
・だれかの背中をさする	・手をあらう　etc.

どんな行動をとるかな？
①地しんがおきて、教室がぐらぐらしはじめたとき
②トイレ（個室）に入って、用をたしたところ、トイレットペーパーがなかった！
③知らない人に、「これどうぞ」とあめをもらったとき
④友だちにだれかの悪口を聞かされたとき
⑤友だちに「あいつのことむししようぜ！」といわれたとき
⑥親に「もっとちゃんと勉強しないとおこづかいを減らすわよ」といわれたとき
⑦だいじなペットが死んじゃった！
⑧テストでありえない低い点数をとってしまったとき

② 身体ってなんだっけ？

ストレス反応にも「身体にあらわれるストレス反応」というのがあったよね。
⑨であげた行動の例やワークで体験した身体反応を読み返して、「身体ってなんだっけ？」ということについて、おさらいをしておこう。

身　体　の　例	
・肌があれる	・歯が痛い
・くしゃみが出る	・頭がボーッとする
・胃が痛い	・頭がかゆい
・ねむい	・熱が出る
・せきが出る	・肩がこる
・ウンチがしたい	・あくびが出る
・手足がふるえる	・鼻水が出る
・はき気がする	・耳なりがする　etc.

身体にどんな反応があるかな？
①朝ごはんを食べそこねて学校に行き、午前11時がすぎた
②昨日、よくねむれず、寝不足のまま学校に行き、3時間目の授業がたいくつなとき
③うんと寒い日に、上着を着るのをわすれて、うっかり外出してしまった
④家族に風邪をうつされてしまった
⑤気温が30度をこえたなかで、直射日光をあびながら、おつかいに出かけなければならない
⑥うでを蚊にさされた
⑦休み時間にトイレに行きそこね、授業中にもよおしてきた

第7章　行動や身体のコーピングを増やそう

28 ストレッサーやストレス反応を紙に書き出す

　ここで復習。ストレスとは「ストレッサー（荷物そのもの）」と「ストレス反応（荷物を持たされたあなた自身の反応）」に分けられ、さらにストレス反応は「頭にあらわれるもの」「気分や感情にあらわれるもの」「身体にあらわれるもの」「行動にあらわれるもの」の4つに分けられることを説明しましたね。

　ストレッサーやストレス反応に「その場で気づく」ことがいかに重要か、ということについても紹介しました。気づくことができてはじめて、私たちはそれに対処できるわけで、この気づきそのものが重要なコーピングなのです。

　さらに気づいたことを紙に書き出したり、声に出してだれかに話したりといった外に出す作業（外在化）が、ストレスとうまくつきあううえでとても役に立つことがわかっています。ここでは、紙に書き出すというコーピングを紹介しましょう。

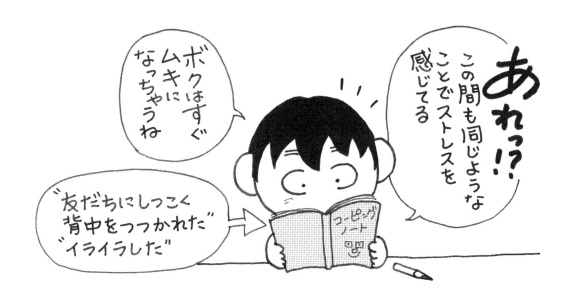

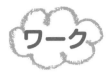

紙に書き出すコーピングを身につける練習

練 習 し た 日				
/	/	/	/	/

① 最近体験したストレスについて、下の図に書き出してみよう。

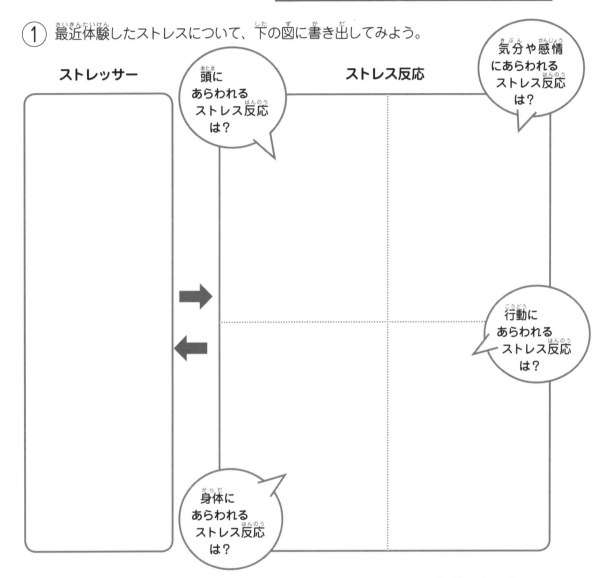

② 紙に書き出したストレス体験をながめてみましょう。ストレス体験を書き出して、どんな効果があるか考えてみよう。

③ 日々の生活のなかでストレスを感じたときはいつでも、図に書き出そう。

どうだった？
巻末付録の図をコピーして使ってね。

第7章　行動や身体のコーピングを増やそう

29 問題を解決する

　ストレスを感じるということは、身のまわりになにか具体的な問題があって、その問題が自分をこまらせている可能性があります。**まず、なにが問題なのかを具体的にあきらかにしてみましょう。そしてその問題を解決するために、自分自身になにができそうか、あれこれと考えてみます。**

　そのばあい、その解決策が役に立つか立たないかの判断はあとにして、「役に立つかもしれないし、立たないかもしれないけれども、それは置いておいて、とりあえずなにができそうか、なんでもよいからあれこれとアイディアを出してみよう」という自由な心もちで考えてみることが重要です。

　このようによいか悪いかの判断をしないで、あれこれと考えてみることを「ブレインストーミング」といいます。「ブレイン」は「脳」、「ストーミング」は「嵐」という意味で、いってみれば、脳に嵐を巻きおこすかのように、いろいろなアイディアをたくさん出してみよう、というものです。

　十分にブレインストーミングをしたうえで、出てきたアイディアのうち役に立ちそうなものをいくつか選び、それらを組みあわせた解決策を作って問題解決をしてみましょう。

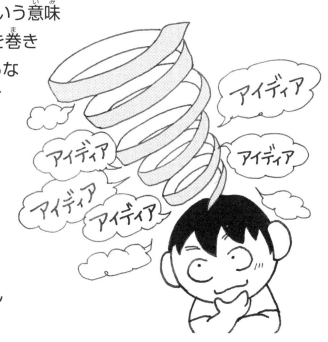

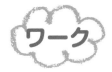 **問題を解決する練習**

練	習	し	た	日
／	／	／	／	／

① つぎの問題解決の例をよく読もう。

★なにが問題か

部屋のなかがちらかっていて、お母さんにしかられた。
明日学校に持って行くプリントがみつからなくてこまっている。

★この問題を解決するためになにができそうか（ブレインストーミング）

お母さんにたのんで片づけてもらう。／おねえちゃんにおやつをあげて片づけてもらう。／プリントはわすれたことにしてしまう。／明日は早く学校に行って先生にプリントをもらって学校で課題をする。／友だちにメールをしてプリントをコピーさせてもらう。／部屋を完ぺきに片づける。／プリントはあきらめるが、このままちらかっているとまたお母さんにしかられるから、日曜日に片づけをする。／ランドセルのなかにプリントがあるかもしれないので、ランドセルのなかを探す。／机の上だけなら30分もあれば片づけられるかも。／プリントやお母さんのことはわすれて、さっさと遊びに行っちゃう。

★役に立ちそうなアイディア

ランドセルのなかを探す。
30分だけ机の上を片づける。
プリントのことはわすれて遊びに行く。
明日は早く学校に行って先生にプリントをもらう。

★解決策

ランドセルのなかを探し、30分机の上を片づけ、プリントがみつかったらラッキー！　もしみつからなければ仕方がないので今日は遊びに行ってしまう。そして明日の朝すこし早く学校に行って、先生にプリントをもらう。机の上がすこし片づいていれば、お母さんもガミガミいわないはず。

★解決策をやってみよう！

なんと！　ラッキー！　机のプリントの山のなかに明日のプリントを発見！　机の上もちょっと片づいたのでよかった。気持ちよく外に遊びに出かけられた。お母さんも「あら、机の上を片づけたのね」といっていたので、もうこれ以上ガミガミいわれないだろう。机の上ぐらいは毎日すこし片づけようかな。

② 上の例を参考に、なにか問題解決のネタになるものをみつけ出し、例とおなじように問題解決をしてみよう。103ページの巻末付録の「問題解決シート」を使って、書き出しながらおこなおう。

第7章　行動や身体のコーピングを増やそう

30 だれかに話をしたりサポートをもとめたりする

　ストレッサーやストレス反応について、声に出してだれかに話したり、紙に書いたりといった外に出す作業（外在化）は、りっぱなコーピングです。

　そしてだれかに話すだけでなく、だれかに相談したりサポートをもとめたりするといったことも、自分を助けるためにとても重要な行動です。問題解決をするときも、たった1人でがんばらなくてはならないわけではありませんでしたね（34〜39ページをみてね）。

　ストレスをかかえてこまったときに、それを1人でかかえこむのではなく、だれかにサポートをもとめるというのは、すこやかに生きていくためにとても重要なスキルです。

　ときおり「問題はなんでも自分で解決しなければならない」「人にたよるのは自分が弱いからだ」「人にサポートをもとめるのははずかしいことだ」という人がいますが、これらはおおきな誤解です。こまったときに人に話したりサポートをもとめたりすることは、だれにとっても必要で、生きていくうえでかかせない重要なコーピングなのです。

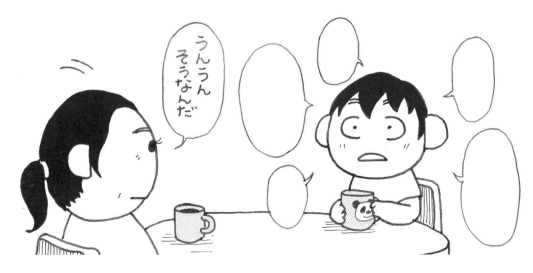

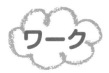 **人に頼るコーピングを身につける練習**

練 習 し た 日
／　／　／　／　／

① 最近体験したストレスについて、図に書き出してみよう。

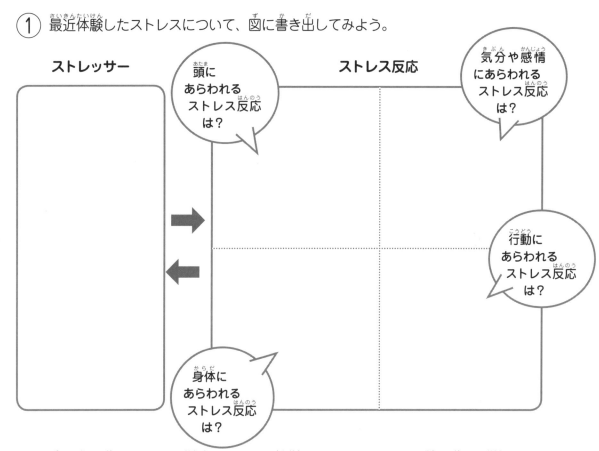

② 図に書き出したあなた自身のストレス体験について、だれかに声に出して話をしてみよう。話を聞いてもらうとどうですか？　聞いてもらうだけで自分のストレス反応が軽くなるのを感じよう。話を聞く人は、さえぎったりコメントしたりせず、「あーそうなんだね」とひたすら聞いてあげよう。

③ 日々のストレス体験をこまめにだれかに話して、聞いてもらうようにしよう。ぎゃくにあなた自身も、だれかのストレス体験についてこまめに話を聞いてあげよう。

④ 「サポートをもとめる」というコーピングを日々の生活のなかであらためて意識的におこなおう。そしてサポートしてくれる人や物をさらに増やしていこう。

31 すきなことや楽しめることをする

「すきなこと」や「楽しめること」をするというのは、行動を使ったコーピングとしてとても役に立ちます。私たちは生きていくうえで、「やるべきこと」「がんばらなければいけないこと」「やりたくなくても、やらなければいけないこと」をたくさんたくさんかかえています。

たとえば家の手伝いや、学校の宿題、苦手な授業に出ること、テストを受けること、などかもしれません。

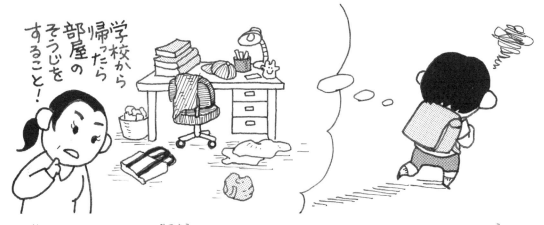

生きていくうえで必要であれば、やりたくなくてもやらざるを得ませんが、人間は「やるべきこと」「がんばらなければならないこと」ばかりしていると、しだいに心と身体がすり減ってきてしまいます。なぜならそれ自体がストレス体験になるからです。

そこで重要になってくるのが、「すきなこと」や「楽しめること」をして、「これいいなあ」「楽しいなあ」「うれしいなあ」といった気持ちを意識して味わうことです。これらをおこなうことが心の栄養となり、ストレスに対するコーピングになるのです。そのためにも、自分のすきなことや楽しめることにはどんなものがあるのか、あらかじめ書き出しておくことが(これも「外在化」ですね)、とても役に立ちます。

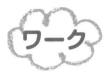 **すきなことや楽しいことを書き出す練習**

練	習	し	た	日
／	／	／	／	／

① 自分のすきなことや楽しめることを思いつくかぎりここに書き出してみよう。どんなにささいなことでもかまわないよ。たくさん書き出すことを目的にしよう。

② ①で書き出した「すきなこと」「楽しめること」についてだれかに話をしてみよう。またほかのだれかの「すきなこと」「楽しめること」についても話を聞いてみよう。

③ 日々の生活のなかで、「すきなこと」「楽しめること」をおこなう、というのはコーピングなんだということを意識して使いつづけてね。

どうだった？
「すきなこと」「楽しめること」をだれかと話す楽しさを実感しよう。

第7章 行動や身体のコーピングを増やそう　69

32 呼吸法を身につける

　人間は生まれてから命を終えるまで、ずーっと呼吸をしています。数時間、あるいはばあいによっては何日か食事をとらなくても人は生きていけますが、数分間でも呼吸が止まったら、私たちは生きつづけることはできません。呼吸というのは、それぐらい重要な行動です。
　ふだん私たちは呼吸についてさほど気にとめることはありません。呼吸はあまりにも重要なので、とくに意識しないでも自然にできるようになっているからです（とにかく数分間でも止まったら死んでしまう！）。

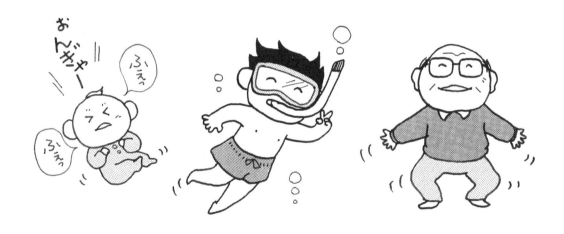

　呼吸には、「自分を楽にする呼吸」と「自分を苦しくさせる呼吸」の2種類があることがわかっています。「自分を楽にする呼吸法」は、コーピングとしてバツグンの効果を持っているのです。
　私たちはいつでもどこでも呼吸をしています。その呼吸をコーピングに使えるなら使わない手はありません。いつでもどこでも使える最強のコーピングとして、「自分を楽にする呼吸法」をぜひ身につけてください。そして日々の生活でちょこちょこ実践してみてください。

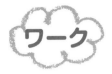 **自分を楽にする呼吸法を身につける練習**

練 習 し た 日
／　／　／　／　／

① 楽な姿勢をとる（横になったままでもいいし、座ったままでもいいし、立ちながらでもいい）。

② まず口から1回「ふうーっ」とため息をついて、息をはく。

③ 鼻から息をすう。鼻水をすするようにすすりあげるようにすうのがコツ。そんなにたくさんすわなくてもだいじょうぶ。

④ 鼻から入った息がお腹の上のあたりに入って、お腹がふわっとふくらむのを感じよう。

⑤ いま自分が吸った息を、口から（あるいは鼻から、すきなほうでいい）、ちびちびちと、すこーしずつはく。ちびちびとはきながら「1、2、3、4……」と頭のなかでゆっくりと数を数える。

⑥ はききったら、また鼻から息をすい、お腹がふわっとふくらんだのを感じ、数を数えながらちびちびと息をはき、はききったら、また鼻から吸い……というのを1分間くり返す。

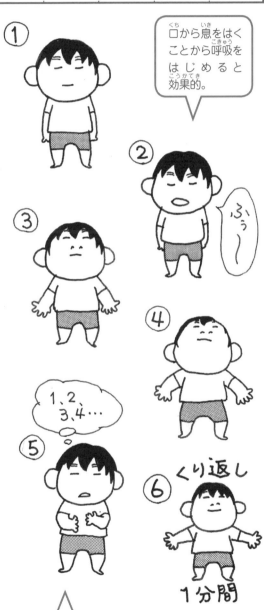

口から息をはくことから呼吸をはじめると効果的。

最初からめざましい効果を感じられるというものではないけれど毎日、すこしずつつづけるうちに、「ああ、呼吸法っていいなあ」「コーピングとして役に立つなあ」と実感できるようになるよ。

第7章　行動や身体のコーピングを増やそう

33 すきな食べ物や飲み物を味わう

　私たちは毎日、なにかを食べ、なにかを飲んで生活しています。水分や栄養を適切にとることは、成長し、生きつづけるために絶対に必要な行動です。

　私たちにはそれぞれ「すきな食べ物」「きらいな食べ物」「すきな飲み物」「きらいな飲み物」というのがあります。成長し、生きつづけるためには、ときにはきらいな食べ物や飲み物を食べたり飲んだりしなければならないかもしれません。<u>でもストレスと上手につきあっていくためには、すきな食べ物や飲み物をていねいに、時間をかけて十分に味わう、という行動をとることが役に立ちます。</u>

　ふだんの食事で出されたメニューのなかにすきな食べ物が入っていたら、それをいつもより十分に時間をかけて味わってみましょう。またふだん自分が好んで飲む飲み物（水、お茶、ジュース、牛乳など）も、無意識にゴクゴク飲むのではなく、時間をかけてだいじにちびちびと飲んでみましょう。

　そうやってすきな食べ物や飲み物を大切に味わうこと自体が、「行動や身体のコーピング」になります。

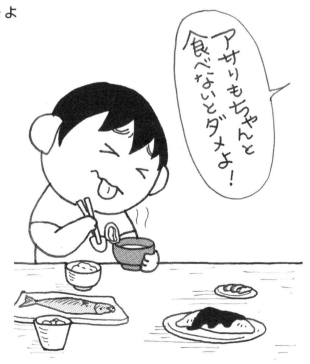

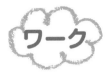 **すきな食べ物や飲み物をコーピングにする練習**

練 習 し た 日				
/	/	/	/	/

① ここでは「おむすび」の例を紹介しよう。それを自分のすきな食べ物におきかえよう。

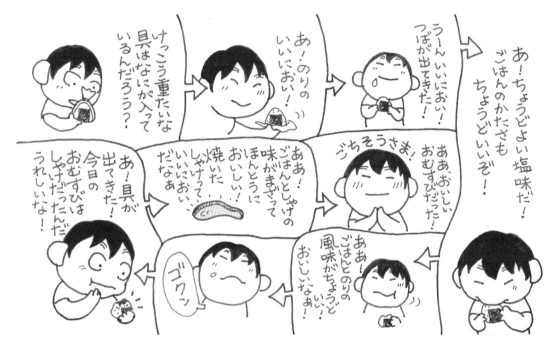

② 「オレンジジュース」の例を紹介しよう。それを自分のすきな飲み物におきかえよう。

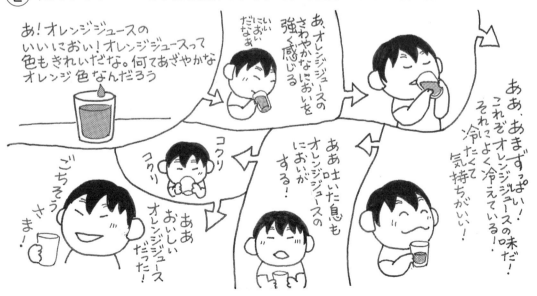

34 ぬいぐるみをだきしめたり、ぬいぐるみとおしゃべりをする

　「ぬいぐるみ」と聞くと、「エー？　そんなの子どもっぽくていやだー！」「ぬいぐるみとおしゃべりするなんて、そんなのはずかしいよ！」と思う人がいるかもしれませんが、それはおおきな誤解です。

　私はふだん、大人を相手にカウンセリング（ストレスにこまっている人の話を聞いたり、ストレスと上手につきあえるようになるよう手助けする仕事）をしていますが、「ぬいぐるみをだきしめる」「ぬいぐるみとおしゃべりをする」というコーピングは大人にも大人気です。

　人はいくつになっても、ぬいぐるみが大すきだし、ぬいぐるみに助けてもらうことができるのです。大人は、子どもよりりっぱでえらい（あるいはえらそうな）存在にみえるかもしれませんが、大人だって子どもと同様、ぬいぐるみを必要とする、やわらかい心を持った存在なのです。

　長年仲よくしてきたぬいぐるみは、あなたにとって大切なお友だちです。ぬいぐるみはあなたをけっして傷つけることはありません。いつでもあなたの味方です。そういう存在がつねにそばにいるというのは、それだけでとっても役に立つコーピングになります。

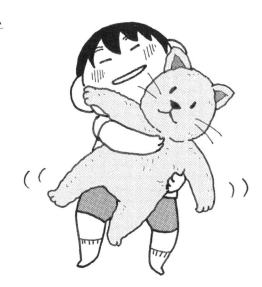

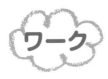

すきなぬいぐるみをコーピングにする

練習

練 習 し た 日
／ ／ ／ ／ ／

① 長年仲よくしてきたぬいぐるみがそばにいるという人は、ぜひこれからも、そのぬいぐるみをだきしめたり、ぬいぐるみとおしゃべりをするというコーピングをつづけよう。もしぬいぐるみとおしゃべりすることがはずかしいことだとこれまで思っていた人は、これからは「これは必要なコーピングで、はずかしいことではない。大人だってぬいぐるみとおしゃべりしているのだから」と思うようにしてください。

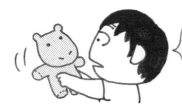

今日は学校でちょっとヤなことがあったんだ

② 身近にぬいぐるみがないという人は、おこづかいをためて、またはお年玉で、またはクリスマスのプレゼントとして、または親にねだって（この本のこの部分を親にみせるといいよ）、ずっと仲よくできそうなぬいぐるみを手に入れよう。

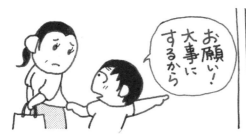

お願い！大事にするから

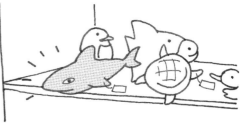

③ ぬいぐるみでなくても、キャラクター（たとえばアンパンマンやディズニーのキャラクターなど）に話し相手になってもらってもいいよ（だきしめることはできないけれど）。ぬいぐるみが手に入らない、あるいは「ぬいぐるみはいやだ」という人は、かわりに話し相手になってくれるキャラクターをみつけよう。

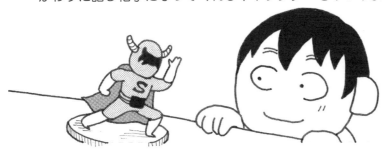

35 ティッシュやいらない紙をちいさくちぎってみる

　なにかいやなことがあると（→ストレッサー）、それに反応していやな考えばかりが頭にうかび、その考えが頭のなかでグルグルとつづき、なかなかそのグルグル思考から離れられない（→ストレス反応）状態のときってありませんか？　あるいは、なにか不安になるようなことがあって（→ストレッサー）、心のなかも不安でいっぱいになり、その不安にとりつかれてしまい、なにも手につかない（→ストレス反応）状態になってしまうときってありませんか？

　そんなとき、そういう気持ちをどこかべつの方向にそらしたいのだけれども、グルグル思考や不安な思いにあまりにもとりつかれてしまっていると、「そらす」というのがとてもむずかしくなってしまいます。またここまでとりつかれてしまうと「止める」というのもむずかしくなってしまいます。

　じつは、こういうときに役に立つのは、考えや思いをむりにそらしたり止めたりするのではなく、「手を使って細かな単純作業をする」という行動を用いたコーピングです。そう、頭ではなく手を使うのです。しかも単純作業というのがポイントです。単純で細かい手作業をひたすらつづけるうちに、あら不思議！　さっきまで自分にとりついていたグルグル思考や不安な思いはいつのまにかおさまっています。

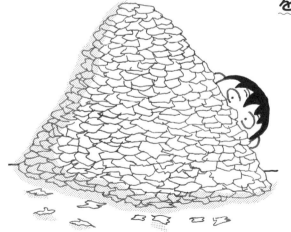

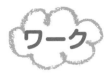

ちいさくちぎるというコーピングを身につける練習

練 習 し た 日
／　／　／　／　／

① ティッシュやあとは捨てるだけのいらない紙（チラシなど）を1枚用意しよう。

② その1枚のティッシュ（紙）をできるだけちいさく、細かく、手でちぎっていこう。どんなにちいさくちぎっても、がんばると、もう1回ちぎることができるはず。「これ以上はちぎれない」と思っても、「もう1回トライしてみよう」と思い直し、ちぎってみよう。最終的には、うんと細かいティッシュ（紙）のちいさな山がこんもりとできる。

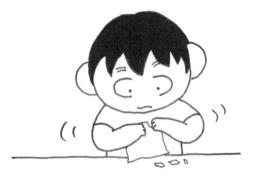

③ 1枚で気がすめばそこでやめてもいいけれど、気がすまない、あるいは「もっとちぎってみたい！」と思ったときは、さらに1枚ティッシュか紙を用意して、細かくちいさくちぎってみよう。さっきよりもっともっと細かくちぎれるといい。

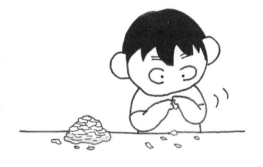

④ 今後、グルグル思考や不安な考えにとりつかれたら、その場でそれに気づき、ティッシュや紙を細かくちぎるというコーピングをためそう。細かくちぎる作業に没頭しているうちに、いつのまにかグルグル思考や不安な考えがおさまっていることに気づけるようになる。

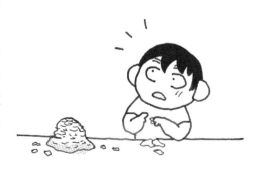

第7章　行動や身体のコーピングを増やそう

36 絵を描く・ぬり絵をする・工作をする

　「手を使って細かな単純作業をする」というのは、グルグル思考や不安な思いから私たちを助け出してくれるとても役に立つコーピングでしたね。同様に、絵を描いたり、ぬり絵をしたり、工作をしたりするというのも、「手を使う」という意味では、ティッシュをちぎるのとおなじぐらい、あるいはそれ以上に有効です。

　コーピングのために絵を描いたり、ぬり絵をしたり、工作をするばあいに大切なのは、「うまく描こう」「うまくぬろう」「うまく作ろう」とは思わないで、ということです。

　学校の図画工作の授業では、うまく描いたり作ったりすることが重要かもしれませんが、ストレスから自分を救うためには、「うまい」「へた」はまったく関係がありません。重要なのは「手を使ってなにかをする」ということだけです。

無心になって画用紙に落書きをするちいさな子どもをイメージし、そんな子どもになったつもりで、すきなように、楽しんで、なにかを描いたりぬったり作ったりしてみてください。

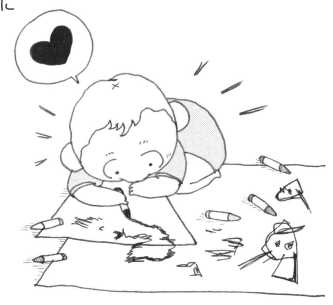

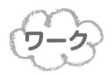 描く・作るというコーピングを身につける練習

練習した日				
／	／	／	／	／

① 白い紙（画用紙でもコピー用紙でも）を用意する。色えんぴつでもクレヨンでも絵具でもなんでもよいので、心にうかぶままに、すきなようにお絵描きをしよう。なにを描いたらよいか思いつかないばあいは、適当に選んだ色えんぴつで紙の上にうずまきをぐるぐると描こう。きっとおもしろい形のうずまきができるはず。

② ぬり絵ブックを1冊手に入れよう。すきな絵を選んで、すきなように色をぬろう。色は、常識にとらわれずに選ぼう。たとえば人の顔をまっ赤にぬりつぶすとか。太陽をむらさき色にしちゃうとか。

③ 絵より工作がすきな人は、身のまわりにある適当なものを使ってなにか適当なものを作ってみよう。ここでのポイントは「適当」。ほかの人がみたときに「これなに？なんだかわかんない！」と思うような、へんてこなものを適当に作ることが重要です。くれぐれもコンテストに出して賞がとれてしまうようなりっぱなものは作らないように。

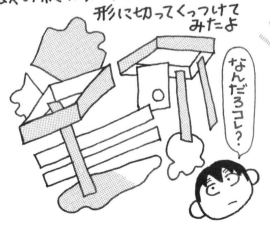

どうだった？

「うまく描こう」「うまくぬろう」「うまく作ろう」という気はおこさずに、ちいさな子どもになったつもりで、すきなように描いたりぬったり作ったりしてね。「うまい」「へた」を気にしないととても楽しいよね。いまの楽しい気持ちをおぼえておき、今後もときどきこのコーピングを使うようにしよう。

第7章 行動や身体のコーピングを増やそう

37 いろんなものの においをかぐ

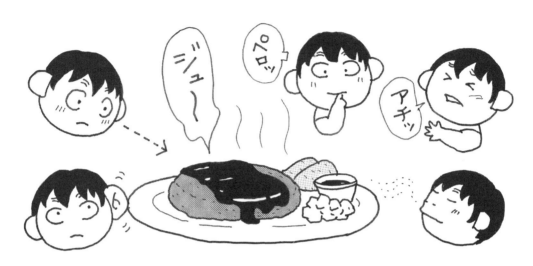

　人間の身体には五感というものがあります。五感には、①視覚（みること）、②聴覚（聞くこと）、③味覚（味わうこと）、④触覚（触ること）、⑤嗅覚（においをかぐこと）、の5つがあります。
　これらの五感をフルに使って、私たちはコーピングをすることができます。たとえば、72ページの「すきな食べ物や飲み物を味わう」は、おもに味覚を使うコーピングですが、味覚だけでなく視覚や嗅覚も同時に使うというものでした。
　ここでは五感のなかでも嗅覚に集中するコーピングを紹介しましょう。**嗅覚はもののにおいを鼻からかいで感じるものですが、ほかの五感に比べてより本能的で動物的な感覚であることがわかっています。動物は食べ物のにおいをかぐことで、それが安全か危険かということを本能的に感じとっているのでしょう。**
　動物や原始時代の人間になったつもりで、さまざまなもののにおいをかぎ、そのにおいを味わうというコーピングを体験してみてください。

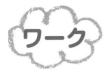

嗅覚を使ったコーピングを身につける練習

練 習 し た 日
/ / / / /

① あなたのすきなにおいはどんなにおいかな？ すきなにおいに出あったら、思いっきりそのにおいをかいで、「ああ、いいにおいだなあ」とうっとりと味わおう。

② すきなにおいを持ち歩こう。たとえばすきなにおいの消しゴム。ストレスを感じたら、すかさずそのにおいをかいでみよう。アロマオイルもおすすめ。これは自然の植物や果物のにおいをギューッと濃縮した液体で、ちいさなボトルにつめて売られている。自分のすきなアロマオイルを1つみつけることができれば、そのボトルを持ち歩いて、いつでもどこでもそのにおいをかぐことができるよ。アロマオイルの買い方がわからなければ、親や先生など、まわりの大人にきいてみよう。

③ すきなにおいやアロマのにおいだけでなく、「やだ、これ、くさーい！」「げ、これ、くっさ！」と顔をしかめてしまうようなにおいをあえてかぐことも、じつはりっぱなコーピング。自分のきらいな食べ物のにおいをあえてかいでみたり、トイレで用をたしたときのにおいをあえてかいでみることも、嗅覚を使ったコーピングになるよ。きらいなにおいに出あったら「コーピングのチャンス！」だと思って、思いっきりそのにおいを鼻から吸いこんでみよう。

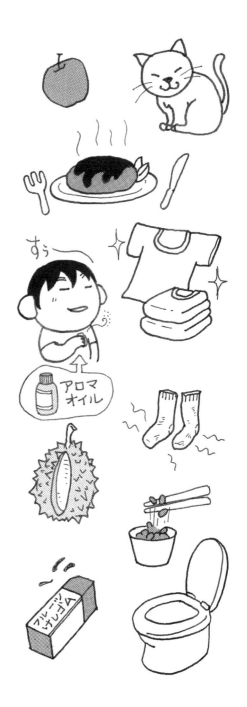

38 いろんなものをなでたりさすったりする

　五感はすべて身体を使ったコーピングとして使うことができます。つぎは触覚（さわること）をコーピングとしてフルに使ってみましょう。

　四足の動物から進化した私たち人間は二足歩行となり、両手が自由になりました。四足の動物に比べて、私たちの手はすばらしく器用で、物をつかんだり、おはしを使ったり、指を動かしてピアノをひいたり、はさみを使って紙を切ったり……など、いろいろなことができます。

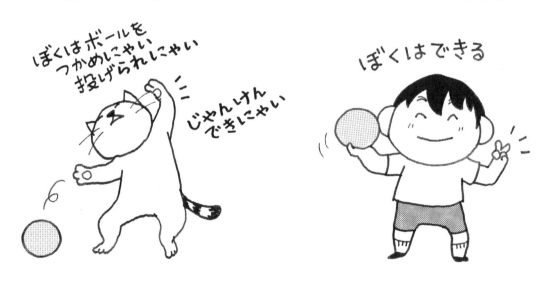

　しかしここでは「器用に手を使う」とか「上手に指を動かす」とか、そういったことはすべてわすれて、単にいろいろなものを手のひらでなでたり、さすったりするという単純なコーピングをためしてもらいます。とにかくありとあらゆるものを手のひらでゆっくりとなでたりさすったりしてください。そしてそのときの手のひらの感覚をじっくりと感じてください。

　手のひらの感覚が、ものによってぜんぜん異なることに気がつくことでしょう。そのちがいも楽しんでください。

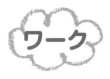

触角を使ったコーピングを身につける練習

練 習 し た 日
/ / / / /

① 身のまわりのものに片っぱしから手を当て、なでたりさすったりしてみよう。そのときの手のひらの感覚を十分に感じとろう。右手でなでたら、こんどは左手、そして最後は両手でなでたりさすったりしてみよう。右と左でなにかちがいがあるかな？ 片手と両手では感じがちがうかな？

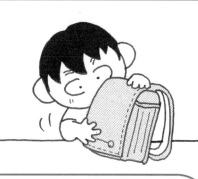

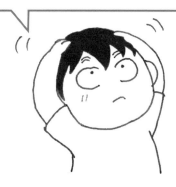

「自分の身体をなでたりさすったりする」というのは、とても役に立つコーピングです。毎日、すこしでもよいので、自分の身体を自分でなでたりさすったりしてあげてください。

② 自分の太ももや、肩や、うでや、頭や、おしりや、顔などさまざまな自分の身体の部分を、片手、あるいは両手で、ゆっくりとなでたりさすったりしてみよう。手のひらの感覚を感じるとともに、なでられた部分（太ももや肩やうでなど）の感覚も同時に感じとるようにしてみよう。

③ まわりの人とペアになって、おたがいの背中をゆっくりとなでたりさすったりしてみよう。その人の背中のあたたかさを手のひらでじっくりと感じてみよう。なでられる側の人は、他人の手のひらのぬくもりを背中でじっくりと感じてみよう。

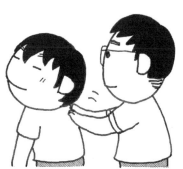

だれかの背中をなでたりさすったりするのは、するほうもされるほうも、安心感や気持ちのよさを味わうことのできる、とてもすばらしいコーピング。機会があればためしてみよう。ただし、おたがい背中をさわってもいいというOKをとってからね。

第7章 行動や身体のコーピングを増やそう

39 毛布にくるまって安心する

　私たちは「自分の身の安全をおびやかすもの」（ストレッサー）に出あうと、強烈なストレス反応を生じるようにできています。
　シマウマがサバンナでライオンをみてしまったら、生きのびるために全速力で走って逃げなければならないのとおなじことです。安全がおびやかされるというのは、強烈なストレッサーになります。
　一方、「身の安全が守られる」とか「その場に安心していられる」というのは、「安全がおびやかされる」というストレス体験とは正反対で、心も身体もとてもリラックスし、「あー、安心だなあ」「あー、自分はこのままでいいんだなあ」「あー、自分はだいじょうぶなんだ」と心の底から思える体験となります。きっと私たちはお母さんのお腹のなかにいたときは、そんなふうに安心しきっていたのでしょう。
　そこで安全や安心な状態になるコーピングを紹介します。それは「毛布にくるまる」という行動を使ったコーピングです。自分がふだん使っている、自分のにおいのしみついた毛布のなかにすっぽりとくるまり、お母さんのお腹のなかにもどったかのようなイメージで、安心して思いきりくつろぐのです。

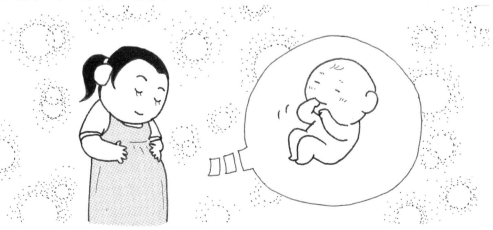

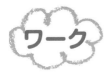 **毛布にくるまって安心する練習**

練習した日				
/	/	/	/	/

① 自分のお気に入りの毛布のなかにすっぽりと入ってしまおう。できれば頭も毛布のなかに入れてしまおう。身体をちいさく丸めるよ。

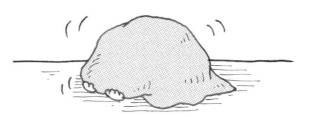

② いま、自分がお母さんのお腹のなかにいるイメージを持とう。お母さんのお腹のなかで、すっかり安心してくつろいでいる胎児の自分を想像しよう。あたたかなお腹のなかで、完全に守られ、なにも心配することもなく、リラックスする。「あー、ここは安全だなあ」「あー、ここにいれば完全に安心していられるなあ」と心のなかでつぶやいてみよう。

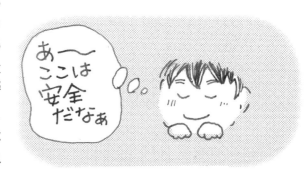

③ 安心感を十分に味わったら、毛布から出て、毛布をきれいにたたもう。

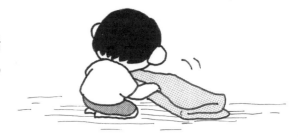

どうだった？

いま感じた安心感をよーく覚えておこう。そして生活のなかでちょっと心細くなったり、不安になったりするようなことがあれば、この「毛布にくるまる練習」で感じた安心感をよびもどしてみてね。もう一度毛布にもぐって安心感をしっかりと感じてみるといいよ。

第7章 行動や身体のコーピングを増やそう

40 すきな音楽を聞く・歌を歌う

　私たちの耳には朝から晩まで、さまざまな音や声が入ってきます。それは好ましいものもあれば、そうではないものもあるでしょう。たとえば鳥の声に耳をかたむけ、一つひとつの音や声を味わう、というコーピングもあります。ここでは音楽を聞いたり歌を歌ったりするコーピングを体験しましょう。

　すきな音楽家（アーティスト）やすきな曲があれば、それをじっくりと、あるいはくり返し聞くこと自体がとても役に立つコーピングになります。そのとき、耳から入ってくるメロディーや音や歌詞を「いいなあ！　すきだなあ！」とそのまま味わいましょう。**おいしいものが口に入ってくると舌がよろこぶように、すてきな音楽が耳に入ってくると耳がよろこびます。自分の耳がよろこんでいるのをじっくりと感じましょう。**

　また、すきな歌を歌うことももちろんコーピングになります。おおきな声で歌うのもいいですし、ちいさな声でハミングするのもいいですね。口笛ができる人はすきな曲を口笛でふいてみるのもいいでしょう。そのときも、絵を描くコーピングと同様に、うまく歌うとかそういうことはきっぱりとわすれてください！

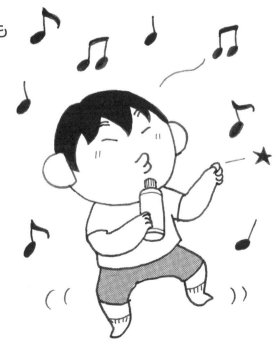

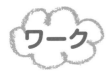 ## すきな音楽を聞く・歌う練習

練 習 し た 日
／　／　／　／　／

① すきな音楽を用意して、目を閉じてその曲を聞こう。流れてくる音楽に身をゆだね、すきな曲の音が耳に入ってきて、「いいなあ！すきだなあ！」と耳がよろこんでいるイメージを持ちながら、その曲を最初から最後まで聞く。気がむいたらなん度でもくり返し聞こう。

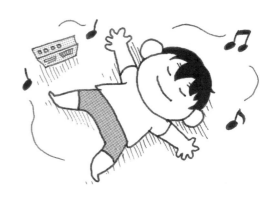

② すきな歌を歌ってみよう。おおきな声で歌ってもいいし、ちいさな声でハミングしてもいい。口笛でその歌のメロディーをふいてみるのもいいね。その際、「うまく歌う」「きちんと歌う」「音をはずさない」といったことはすべてわすれてね。むしろ「わざとへたに歌う」ぐらいの気持ちで楽しんで歌ってみよう。

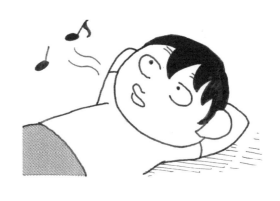

③ なん度も聞いたり歌ったりしたすきな曲は、記憶のなかに残り、いつでもどこでも頭のなかで再生することができるようになるよ。道を歩いているとき、退屈なとき、夜なかなかねむれないとき、落ちこんだり不安になったりしたとき、元気を出したいとき、さみしいとき……いろいろなときに、頭のなかで自分のすきな曲をすきなだけ流してみよう。

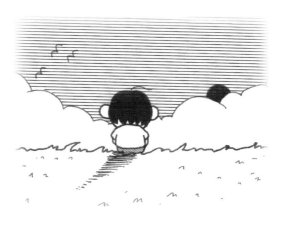

41 泣いたり笑ったりしてみる

　ストレス反応には4種類あり、そのうちの1つが「気分や感情にあらわれるストレス反応」でしたね。「気分や感情」とは、頭ではなく心で感じるさまざまな「気持ち」のことで、じつにさまざまな気分や感情があることを紹介しました（22ページをみてね）。

　ストレスと上手につきあうためには、これらの気分や感情にその場で気づくことがまず重要です。**つぎに重要なのは、これらの気分や感情を自分のなかに押しこめずに、そのまま外に出して表現することです。**いい気分もいやな気分もすべて感じたままに表現する、つまり、思ったまま感じたままに泣いたり笑ったりしてみるのです。

　なかでも「泣く」という感情表現はとても重要です。「泣いてはいけない」「泣くのは自分が弱いからだ」と思いこんでいる人がいるかもしれませんが、絶対にそんなことはありません！　悲しいとか、くやしいとか、さみしいといった自分の感情に気づき、その感情のままに涙を流すことは、感情の解放につながります。泣くことによってそれらの感情がいやされます。「人前で泣くのははずかしい」という人は、1人でいるときにぜひその気分のままに涙を流してみてください。泣くことによって自分の心がスーッと楽になるのを感じてみてください。

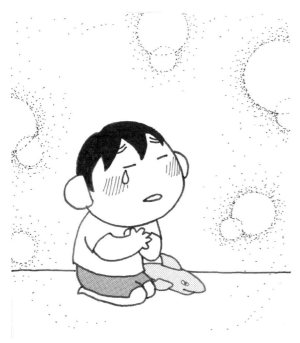

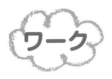 **泣いたり笑ったりしてすっきりを体験する練習**

練 習 し た 日
/　/　/　/　/

① 【あえて泣く】
記憶をさかのぼって、これまでにうんと悲しかったときのこと、うんとつらかったときのこと、うんとくやしかったときのこと、うんとさみしかったときのことを、はっきりとイメージしてみよう。そのときの自分はどんな気持ちかな？ それをそのまま感じてみましょう。そのときの気分や感情にひたっていると、じんわりと涙が出てくるかもしれない。またはドーッと涙があふれてくるかもしれない。涙を引っこめずに、出てくるままにしよう。

② 【あえて笑う】
今度は逆に、これまでにうんと楽しかったときのこと、うんとおもしろかったときのこと、ウケまくってしまったときのこと、うんと愉快だったときのことをはっきりとイメージしてみよう。そのときの自分はどんな気分かな？ それをそのまま感じてみよう。そのときの気分や感情にひたっていると、自然と笑顔になるかもしれない。おかしくて笑い声を上げそうになるかもしれない。その笑顔や笑い声を引っこめずに、出てくるままにしよう。

③ 【気分や感情をそのまま表情に出してみる】
日常生活のなかで、気分や感情がわいてきたら、まずはその場でそれに気づきます。それらの気分や感情をおさえることなく自然と表情に出てくるのにまかせよう。

例 「ああ、いま、私、さみしいんだなあ」
「あ！ いまのぼく、けっこうイライラしている！」

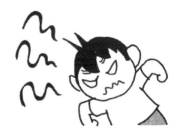

④ 【泣きたくなったらいつでも泣く】
生きていれば、つらいこと、悲しいこと、くやしいことは必ずある。そういうときに泣きたくなるのは人間の自然な気持ちだよ。泣きたいときは思いきり泣こう。泣くのを人にみられるのは、ちっともはずかしいことではない。でもどうしても人にみられるのがいやだ、という人は、1人でいるときに、自分のために、心ゆくまで泣いてみよう。

第7章　行動や身体のコーピングを増やそう

42 自分のコーピングについてだれかに話してみる

　ここまでさまざまなコーピング（自分助けのやり方）を紹介しました。とくに第6章と第7章では、考えやイメージを使ったコーピングや、行動や身体を使ったコーピングを、いろいろとたくさん体験してもらいました。いろいろなコーピングを学び、ためしてみて、どうだったでしょうか？

　「すべてのコーピングが気にいった！　全部使いたい！」という人がいたら、それはとてもうれしい！　のですが、多くの人は、気にいったコーピングとそうでないコーピングがあったのではないかと思います。

　それぞれの好みがあるのですから、それはそれでかまいません。お願いしたいのは、全部でなくとも、できるだけ数多くのコーピングを学び、毎日の生活のなかで使ってもらいたい、ということです。**使えるコーピングが多ければ多いほど、ストレスとのつきあいが上手になることがわかっているからです。**そしてチャンスがあれば、**自分のコーピングについてだれかに話してみるようにしてください。**話すことで、自分のコーピングを確認できるし、コーピングをつづけよう、増やそう、という気持ちが高まるからです。

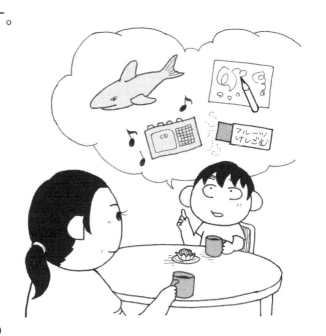

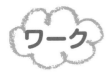 **自分のコーピングを人に話す練習**

練 習 し た 日				
／	／	／	／	／

① この本で学んだコーピングのなかでも、お気にいりのものを5個以上、空らんに書き出してみよう。

❶	❻
❷	❼
❸	❽
❹	❾
❺	❿

② ①で書き出したお気にいりのコーピングについて、だれかに話をしてみよう。どんなふうに気にいったのか、今後、これらのコーピングをどんなふうに使っていきたいか、できるだけ具体的に話してください。

どこがお気に入り？	どんなふうに使っていく？

③ 41ページでイメージした「自分を助けてくれるもう1人の自分」が、①で書き出したコーピングを使いまくって、いつでもどこでもあなたを助けてくれることを想像してみよう。心強いですね！

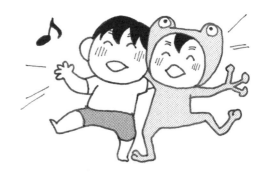

ほかの人のコーピングについて話を聞いてみる

　前のワークは、どうでしたか？　自分のコーピングをだれかに話し、聞いてもらうという体験は、なかなか楽しいものだったのではないでしょうか？

　一方、ほかのだれかのコーピングについて話を聞くのも、じつはとても意味のある重要な体験です。人はだれでもその人なりのストレスをかかえながら、そしてその人なりのコーピング（自分助け）をしながら、それぞれの人生を生きていく存在です。**自分ではないほかのだれかが、生きていくなかで、どのように自分を助けているのか、それを知ることは、それだけで役に立ちますし、ほかの人のコーピングについて話を聞くことで、「なるほど、そういうコーピングがあるのか」「なるほど、それはおもしろい！　自分もやってみたい！」などと、あなた自身のコーピングを増やしたり、工夫したりすることの助けになるからです。**

　などと書くとなんだかむずかしい感じがしますが、とにかくほかの人のコーピングについて話を聞くのは、自分のコーピングについてだれかに話をするのとおなじぐらい、じつに楽しいものです。

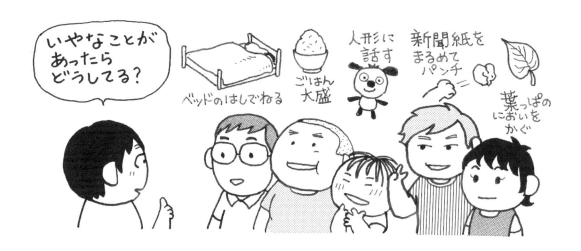

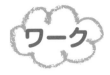 **ほかの人のコーピングを聞く練習**

練 習 し た 日				
／	／	／	／	／

① 友だちや家族に「いやなことがあったときどうやってわすれる？」などコーピングについて話をしてもらおう。興味を持ったコーピングについては、「もっと具体的に教えてほしい」「もっとくわしく教えて」とたのんでみよう。

② ふだんの生活のなかでも、チャンスがあれば、いろいろな人からその人のコーピングについて話を聞いてみよう。

③ ほかの人のコーピングの話を聞いて、「よし！ そのコーピングは自分も使ってみたい」と思ったら、それをわすれないようにどこかに書きとめて、自分のために使ってみるようにしよう。そうやって自分自身のコーピングを増やしていこう。

コーピングの例

・ストレッサーに気づいて紙に書き出す	・お気にいりのアニメ番組をみる
・ストレス反応に気づいたら、お母さんに話す	・お気にいりのアニメソングを聞く
・学童の先生といっしょに遊ぶ	・お気にいりのアニメソングを大声で歌う
・お兄ちゃんといっしょにおやつを食べる	・スーパーのチラシを手で細かくちぎる
・悲しいときは、イメージのなかで、自分の頭をなでなでする	・帰り道に、塾の友だちとおしゃべりする
・さびしいときは、ピカチュウのぬいぐるみをだきしめる	・アツシ君とゲームをする
・「いつもがんばっていてえらいね！」と自分をほめる	・アツシ君とゲームの貸し借りをする
・「きらいなピーマンを食べた自分はすごい！」と自分をほめちぎる	・お母さんのにおいを感じる
・深呼吸する	・お母さんの作ったカレーライスを食べる
・両手をぶらぶらとゆらす	・お母さんの作ったからあげを食べる
・夏休みにいとこなにをして遊ぶかを考える	・ケンタッキーフライドチキンのにおいをかぐ
・クリスマスにほしいプレゼントをイメージする	・ケンタッキーフライドチキン（骨つき）を食べる
・これまでのクリスマスにもらった歴代のプレゼントをイメージする	・ケンタッキーフライドチキンの骨をしゃぶる
・サッカーのドリブル練習をする	・お母さんの背中にだきつく
・中学生のサッカー練習を見学する	・お父さんといっしょにお風呂にはいる
・お父さんにサッカーの試合に連れて行ってもらう	・お父さんとお風呂のなかでふざける
・テレビで日本代表（サッカー）の試合をみる	・ティッシュの箱で工作をする
・図書館でサッカーの雑誌をみる	・悲しいマンガをよんで泣いてみる
・すきなアイスココアを自分で作る	・超おもしろいマンガをよんでゲラゲラ笑う
・アイスココアをじっくりと味わって飲む	・マンガの主人公になりきってみる

第8章 コーピングについて人と話してみよう

44 「ストレスマネジメント」のおさらいをする

　ようやく最後の章までたどり着きました！　この本の目的は、自分のストレスと上手につきあうための考え方とやり方をお伝えすることでした。**自分のストレスと上手につきあうことを「ストレスマネジメント」といいます**。生きていくうえで、ストレスはつきものです。生きているからこそ、私たちはストレスを感じることができるのです。だからこそ、できるだけ上手にストレスとむきあい、つきあっていってほしいと願っています。そのための自分助けのやり方のことを「コーピング」とよぶのでしたね。

　ところでストレスってなんでしたっけ？　それは「手渡された荷物」のようなものでしたね。そしてストレスは「ストレッサー（荷物そのもの）」と「ストレス反応（荷物を手渡された自分自身の反応）」に分かれるのでしたね。それらに気づくこと、書き出すこと、だれかに話すこともコーピングになると紹介しました。また、たった1人でストレスと向きあうのではなく、まわりの人にサポートをもとめることもりっぱなコーピングです。そのうえで「考えやイメージのコーピング」や「行動や身体のコーピング」をたくさん身につけよう、ということもお伝えしました。

　これで私たちは「ストレスマネジメント」についてだいじなことを全部学んだことになります。

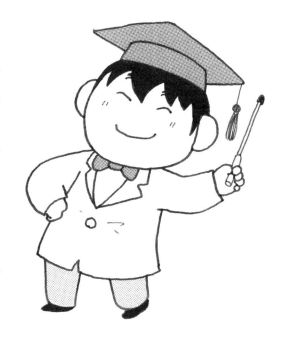

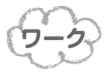 ## これまでのおさらい

① 第1章のおさらいをしよう。「ストレス」ってなんだっけ？

>

② 第2章のおさらいをしよう。「ストレッサー」ってなんだっけ？ 具体的にはどんなものがあったかな？

>

③ 第3章のおさらいをしよう。「ストレス反応」ってなんだっけ？ 具体的にはどんなものがあったかな？

>

④ 第4章のおさらいをしよう。あなたにはどんなサポートがあるかな？ あらためて確認をしよう。

>

⑤ 第5章のおさらいをしよう。「コーピング」ってなんだっけ？

>

⑥ 第6章のおさらいをしよう。「考えやイメージのコーピング」ってなんだっけ？ 具体的にはどんなものがあったかな？

>

⑦ 第7章のおさらいをしよう。「行動や身体のコーピング」ってなんだっけ？ 具体的にはどんなものがあったかな？

>

第9章　気づきとコーピングによってストレスと上手につきあおう

45 これからもストレスと上手につきあっていくことを自分自身に約束する

　これが最後のレッスンです。ここまでほんとうにおつかれさまでした！　ではさようなら！　……ということはありません。ここからがほんとうのスタートです。生きているかぎりストレスがあるとすれば、**生きているかぎり、ストレスマネジメント（ストレスと上手につきあうこと）を実践しつづける必要があります**。ご飯を食べたり、ねむったりするのとおなじように、「あたり前のこと」としてストレスマネジメントを毎日毎日つづけていってもらう必要があるのです。

　「めんどうくさい」と思う人がいるかもしれません。しかしいまのうちからストレスマネジメントの考え方とやり方をしっかりと身につけ、実践することができれば、それはみなさんが大人になってからのおおきな宝物になるはずです。ストレスマネジメントの知識と方法は、自分自身の人生を、より元気に、より楽しんで歩むためのおおきな宝物になってくれるのです。

　さあ、せっかくここまで来たのですから、これまでに学んだことや身につけたことを、これからもぜひずっとつづけて実践し、自分のものにしていってください。

　そしてタフにしぶとく生きていってください。

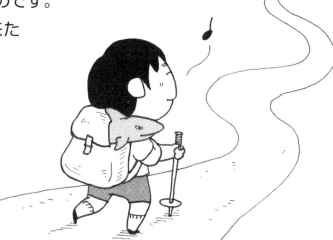

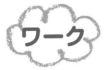 ワーク 「自分助け宣言書」に署名する

自分助け宣言書

私＿＿＿＿＿＿＿＿は、これからもこの本で学んだ考え方・やり方をもとにして、たくさんのコーピングを活用して、末永く自分自身を助けていくことを自分に誓います！

年　月　日

署名
＿＿＿＿＿＿＿＿＿＿＿＿

おわりにかえて

　みなさん、本書をお使いいただき、ありがとうございます。本書は「読み物」ではなく、「使うため」の実用書です。使ってみてどうだったでしょうか。ワークによって理解しやすいものとなかなかピンとこないものがあったかもしれません。好みのワークもあれば、あまり好きになれなかったワークもあるかもしれません。それでもまったく問題ありません。本のなかにも書いたとおり、ストレス（ストレッサーとストレス反応）に気づくことができさえすれば、あとは自分の好きなコーピングを使って、それに対処できればよいのですから。

　ただしコーピングレパートリーは数が多ければ多いほどよい、という原則があります。ですから好きになれないワークは置いておいて、ご自身が好きなコーピングをかき集め、それらを日常生活のなかで「いま、自分はこのストレスに対して、このコーピングを使っているんだ！」と自覚しながら実践してもらえればよいのです。そうやってストレスマネジメントのスキルを維持したり向上したりしてください。

　「おや？　この本は子どものための本なのに、大人の自分に向かって、なにを言っているんだろう？」と疑問に思った人は、思い出してください！　私は、「この本の使い方」で、本書の解説やワークは、子どもたちに取り組んでもらう前に、みなさんに体験してもらう必要があるとお伝えしました。本書の内容をみなさん自身にしっかりと体験したり習得したりしてもらってはじめて、それを子どもに説得力を持って勧めることができるからです。

　冒頭でも書いた通り、本書は専門的には認知行動療法とよばれる心理学的アプローチに基づいています。認知行動療法を身につけると、自分助けが上手になって、ストレスとうまくつき合えるようになります。自分助けやストレスマネジメントがうまい人は、心身ともに元気で、充実した生活を送ることができます。うつ病などメンタルヘルスの問題を予防できるようになります。一度うつ病にかかった人も、認知行動療法を身につけることで再発を予防することが可能になります。大人のみなさんには、ぜひご自身が認知行動療法を通じて元気になっていただき、「認知行動療法を使いこなせている自分」

「日々、ストレス体験に気づき、さまざまなコーピングを使えている自分」として、子どもの実践をサポートしてください。

　本書の 45 のワークで紹介した認知行動療法のさまざまなスキルは、使い続けることが重要です。車の運転を止めてしまえばペーパードライバーになってしまい、ピアノの練習を止めてしまえば弾けなくなってしまうのと同様に、本書のワークも使わないと錆びてしまいます。ぜひ本書のワークを日常生活のなかで使い続けてください。そして子どもが使い続けていることも、ときどき確認してあげてください。そして継続した取り組みができていることを、言葉で、はっきりと、具体的にほめてあげてください。

　本書のワークを使い続けていることをほめられた子どもたちは、気をよくして、さらに使い続けようというモチベーションが上がるでしょう。その子どもたちが大人になったとき、今度は大人として本書に向き合い、彼／彼女らの子どもたちといっしょに取り組んでくれたら、なんとうれしいことでしょうか！

　最後に、認知行動療法やストレスマネジメントについてさらに知りたい方のために、参考図書を 2 冊紹介します。もしよければ参考になさってください。

『ケアする人も楽になる 認知行動療法入門　Book1&2』伊藤絵美（著）　医学書院

『認知行動療法実践ガイド』ジュディス・ベック（著）、伊藤絵美他（訳）　星和書店

　今後ともみなさんと子どもたち全員が、本書のワークを楽しく続け、健やかな生活を送り続けていただくことを願っております。

2016 年 9 月

伊藤絵美（洗足ストレスコーピング・サポートオフィス所長）

◎各トレーニングの課題とねらい

項目	課題	ねらい
第1章	ストレスってなに？	
1	「ストレス」について理解する	まずはざっくりと「ストレス」という概念について理解する
2	ストレスとうまくつきあおう	ストレスはなくすのではなくちいさなうちにうまくつきあえればよいことを知る
第2章	ストレッサーに気づこう	
3	「ストレッサー」について理解する	「ストレッサー」という概念について理解する
4	ストレッサーにその場で気づく	ストレッサーへのリアルタイムな気づきが重要であることを知る
5	ストレッサーを書き出す・人に伝える	ストレッサーを書き出したり人に話したりするだけでも役に立つことを理解する
第3章	ストレス反応に気づこう	
6	「ストレス反応」について理解する	「ストレス反応」という概念について理解する
7	頭のなかにあらわれるストレス反応に気づく	認知（考えやイメージ）にあらわれるストレス反応について知る
8	気分や感情にあらわれるストレス反応に気づく	気分や感情にあらわれるストレス反応について知る
9	身体にあらわれるストレス反応に気づく	身体にあらわれるストレス反応について知る
10	行動にあらわれるストレス反応に気づく	行動にあらわれるストレス反応について知る
11	ストレス反応にその場で気づく	ストレス反応へのリアルタイムな気づきが重要であることを知る
12	マインドフルネスを身につける	マインドフルネスについて知り、そのスキルを身につける
13	ストレス反応を書き出す・人に伝える	ストレス反応を書き出したり人に話したりするだけでも役に立つことを理解する
第4章	サポートしてくれる人や物を増やそう	
14	「サポート」の必要性について理解する	だれかにサポートをもとめることの重要性について理解する
15	サポートしてくれる人を確認し増やしていく	現在のサポート資源を確認し、今後さらに増やすための動機づけを得る
16	サポートしてくれる人や物をイメージする	サポート資源をイメージするだけでも自分の役に立つことを理解する
第5章	コーピングとは	
17	「コーピング」について理解する	「コーピング」（自分助け）という概念とその重要性を理解する
18	いままでの取り組みもすべてコーピングであると理解する	これまでのワークもすべてコーピングであることを理解する
19	いまの自分のコーピングを書き出して確認してみる	いま現在のコーピングレパートリーを外在化し、確認する

第6章	考えやイメージのコーピングを増やそう	
20	「考えやイメージのコーピング」について理解する	認知（考えやイメージ）を使ってコーピングができることを理解する
21	頭のなかで自分をなぐさめる	自分をなぐさめるという認知的コーピングを身につける
22	頭のなかで自分をはげます	自分を励ますという認知的コーピングを身につける
23	頭のなかで自分をほめる	自分をほめるという認知的コーピングを身につける
24	頭のなかですてきな思い出をイメージする	過去のポジティブな体験を想起するという認知的コーピングを身につける
25	頭のなかで楽しい計画を立てる	未来のポジティブな計画をイメージするという認知的コーピングを身につける
26	頭のなかですきな人や風景をイメージする	すきな人や風景をイメージするという認知的コーピングを身につける
第7章	行動や身体のコーピングを増やそう	
27	「行動や身体のコーピング」について理解する	行動や身体を使ってコーピングができることを理解する
28	ストレッサーやストレス反応を紙に書き出す	外在化（紙に書き出す）というコーピングを身につける
29	問題を解決する	問題をあきらかにして解決をするというコーピングを身につける
30	だれかに話をしたりサポートをもとめたりする	他者を使ったコーピングを身につける
31	すきなことや楽しめることをする	自分のすきなことや楽しいことを使ったコーピングを身につける
32	呼吸法を身につける	呼吸を使ったコーピングを身につける
33	すきな食べ物や飲み物を味わう	食べ物や飲み物を使ったコーピングを身につける
34	ぬいぐるみをだきしめたり、ぬいぐるみとおしゃべりをする	ぬいぐるみやキャラクターを使ったコーピングを身につける
35	ティッシュやいらない紙をちいさくちぎってみる	なにかを細かくするという行動を使ったコーピングを身につける
36	絵を描く・ぬり絵をする・工作をする	描いたり作ったりするという行動を使ったコーピングを身につける
37	いろんなもののにおいをかぐ	嗅覚という身体感覚を使ったコーピングを身につける
38	いろんなものをなでたりさすったりする	触覚という身体感覚を使ったコーピングを身につける
39	毛布にくるまって安心する	毛布を使って自分を安心させるというコーピングを身につける
40	音楽を聞く・すきな歌を歌う	音楽を使ったコーピングを身につける
41	泣いたり笑ったりしてみる	感情表出や表情を使ったコーピングを身につける
第8章	コーピングについて人と話してみよう	
42	自分のコーピングについてだれかに話してみる	自分のコーピングをだれかに話す楽しさを体験する
43	ほかの人のコーピングについて話を聞いてみる	他人のコーピングを聞く楽しさを体験する
第9章	気づきとコーピングによってストレスと上手につきあおう	
44	「ストレスマネジメント」のおさらいをする	これまでのワークを全体的にふり返る
45	これからもストレスと上手につきあっていくことを自分自身に約束する	今後のストレスマネジメントに対する動機づけを高める

◎巻末付録

ストレス外在化シート

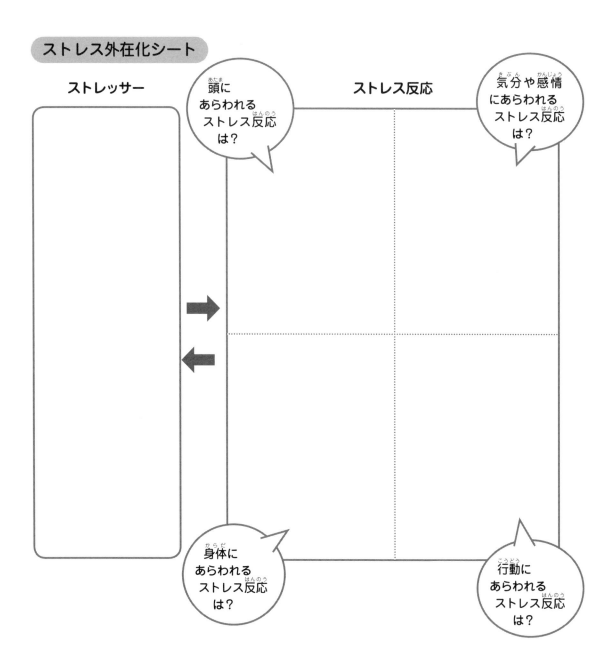

問題解決シート

★なに(もんだい)が問題か：

★この問題(もんだい)を解決(かいけつ)するためになにができそうか（ブレインストーミング）

★役(やく)に立(た)ちそうなアイディア

★解決策(かいけつさく)

★解決策(かいけつさく)をやってみよう！

● 著者紹介

伊藤絵美（いとう・えみ）

臨床心理士、精神保健福祉士
洗足ストレスコーピング・サポートオフィス所長
千葉大学子どものこころの発達教育研究センター特任准教授
慶應義塾大学文学部人間関係学科心理学専攻卒業
同大学大学院社会学研究科博士課程修了　博士（社会学）
専門は臨床心理学、ストレス心理学、認知行動療法、スキーマ療法
大学院在籍時より精神科クリニックにてカウンセラーとして勤務し、その後、民間企業でのメンタルヘルスの仕事に従事し、2004年より認知行動療法に基づくカウンセリングを提供する専門機関を開設。2011年より千葉大学での勤務を開始し、教育や研究にも携わる。
主な著書：『認知療法・認知行動療法カウンセリング初級ワークショップ』（星和書店、2005年）、『事例で学ぶ認知行動療法』（誠信書房、2008年）、『ケアする人も楽になる 認知行動療法入門』（医学書院、2011年）など多数。

本文イラスト　得能史子
本文組版　酒井広美（合同出版制作室）

イラスト版 子どものストレスマネジメント
自分で自分を上手に助ける 45 の練習

2016年10月15日　第1刷発行
2024年 7月25日　第8刷発行

著　　　者	伊藤絵美
発　行　者	坂上美樹
発　行　所	合同出版株式会社
	東京都小金井市関野町 1-6-10
	郵便番号　184-0001
	電　話　042（401）2930
	振　替　00180-9-65422
	ホームページ　https://www.godo-shuppan.co.jp/
印刷・製本	株式会社シナノ

■刊行図書リストを無料進呈いたします。
■落丁乱丁の際はお取り換えいたします。

本書を無断で複写・転訳載することは、法律で認められている場合を除き、著作権及び出版社の権利の侵害になりますので、その場合にはあらかじめ小社宛てに許諾を求めてください。
ISBN978-4-7726-1295-1　NDC376　257 × 182
© Ito Emi, 2016